鹿鸣心理

美国心理学会推荐
心理治疗丛书

精神分析与精神分析疗法

Psychoanalysis and Psychoanalytic Therapies

〔美〕杰里米·D.沙弗安 著
Jeremy D. Safran

郭本禹 方红 /译

郭本禹 主编

U0379448

重庆大学出版社

谨以此书献给总是取笑我屋里"到处都是弗洛伊德的书"的女儿艾拉（Alla）、艾丽（Euei）。

译丛序言

毋庸置疑，进入 21 世纪后，人类迅速地置身于一个急剧变化的社会之中，那种在海德格尔眼中"诗意栖居"的生活看似已经与我们的生活渐行渐远，只剩下一个令人憧憬的朦胧魅影。因此，现代人在所谓变得更加现实的假象中丧失了对现实的把握。他们一方面追求享受，主张及时享乐，并且能精明地计算利害得失；另一方面却在真正具有意义的事情上显示出惊人的无知与冷漠。这些重要的事情包括：生与死、理想与现实、幸福与疾苦、存在与价值、尊严与耻辱，等等。例如，2010 年 10 月，轰动全国的"药家鑫事件"再一次将当代社会中人类心理的冷酷与阴暗面赤裸裸地曝晒在大众的视线之中。与此同时，当今日益加快的生活节奏、沸沸扬扬的时尚热潮，不计其数的社会问题正在不断侵蚀着我们的生活乐趣，扰乱着我们的生活节奏。例如，日益激烈的职业与生存竞争导致了现代社会中人际关系的淡薄与疏远，失业、职业倦怠与枯竭、人际焦虑、沟通障碍等一连串的问题催化了"人"与"办公室"的矛盾；家庭关系也因受到社会变革的冲击而蒙上了巨大的阴霾，代沟、婚变、购房压力、赡养义务、子女入学等一系列困难严重地激化了"人"与"家庭"的矛盾。诸如此类的矛盾导致（促使）人们的心灵越来越难以寻觅到一个哪怕只是稍作休憩、调适的时间与空间。这最终引发了各种层出不穷的心理问题。在这种情况下，心理咨询与治疗已然成为了公众的普遍需要之一，其意义、形式与价值也得到了社会的一致认可。例如，在 2008 年面对自我国唐山地震以来最为严重自然灾难之一的四川汶川大地震时，心理治疗与干预就有效地减轻了受灾群众的创伤性体验，并在灾后心理重建方面发挥了不可替代的作用。

值得欣喜的是，我国的心理治疗与咨询事业也在这种大背景下绽放出了旺盛的生命力。2002 年，心理咨询师被纳入《国家职业大典》，从而正式成为一门新的职业。2003 年，国家开始组织心理咨询师职业资格考试。心理咨询师甚至被誉为"21 世纪的金领行业"[1]。目前，我国通过心理咨询师和心理治疗师资格证书考试的人数有 30 万左右。据调查，截至 2009 年 6 月，在苏州持有劳动部颁发的国家二级、三级心理咨询师资格证书者已达到 2 000 多人[2]；截至 2010 年 1 月，在大连拥有国家心理咨询师职业资格证书者有 3 000 多人，这一数字意味着在当地每 2 000 人中即拥有一名心理咨询师[3]。但就目前而言，我国心理治疗与咨询事业还存在着诸多问题。譬如，整个心理治疗与咨询行业管理混乱，人员鱼龙混杂，专业水平参差不齐，从而成为阻碍这一行业发展的瓶颈。"造成这一现象的原因尽管很多，但最根本的原因，乃是大陆心理

---

[1] 徐卫东.心理咨询师，21 世纪的金领行业 [J].中国大学生就业，2010（10）.
[2] 沈渊.苏州国家心理咨询师人数超两千 [N].姑苏晚报，2009-06-07.
[3] 徐晓敬.大连每 2 000 人即拥有一名心理咨询师 [N].辽宁日报，2010-03-24（7）.

咨询师行业未能专业化使然。"[1]因此，提高心理咨询师与治疗师的专业素养已经成为推动这一行业健康发展亟待解决的问题。

对于普通大众而言，了解心理治疗与咨询的基本知识可以有效地预防自身的心身疾病，改善和提高生活质量；而对于心理治疗与咨询行业的从业人员而言，则更有必要务实与拓展相关领域的专业知识。这意味着专业的心理治疗与咨询行业工作者除了掌握部分心理治疗与咨询的实践技巧与方法之外，更需要熟悉相应治疗与咨询方案的理念渊源及其核心思想。心理学家吉仁泽（G.Gigerenzer）指出："没有理论的数据就像没有爹娘的孤儿，它们的预期寿命也因此而缩短。"[2]这一论断同样适用于描述心理治疗技术与其理论之间的关系。事实上，任何一种成功的心理治疗方案都有着独特的、丰厚的思想渊源与理论积淀，而相应的技术与方法不过是这些观念的自然延伸与操作实践而已。"问渠那得清如许，为有源头活水来"，只有建立于治疗理论之上，治疗方法才不致沦为无源之水。

尽管心理治疗与咨询出现的历史不过百年左右，但在这之后，心理治疗理论与方法便如雨后春笋，相互较劲似的一个接一个地冒出了泥土。据统计，20 世纪 80 年代的西方心理学有 100 多种心理治疗理论，到 90 年代这个数字就翻了一番，出现了 200 多种心理治疗理论；而如今心理治疗理论已接近 500 种。这些治疗理论或方法的发展顺应时代的潮流，但有些一出现便淹没在大潮中，而有些

---

[1]陈家麟，夏燕.专业化视野内的心理咨询师培训问题研究——对中国大陆心理咨询师培训八年来现状的反思［J］.心理科学，2009，32（4）.
[2] G.Gigerenzer. Surrogates for theories.*Theory & Psychology*，1998，8.

则始终走在潮流的最前沿，如精神分析学、行为主义、人本主义、认知主义、多元文化论、后现代主义等思潮。就拿精神分析学与行为主义来说，它们伴随心理学研究的深化与社会的发展而时刻出现日新月异的变化，衍生出更多的分支、派别。例如，精神分析理论在弗洛伊德之后便出现了心理分析学、个体心理学、自我心理学、客体关系学派、自体心理学、社会文化学派、关系学派、存在分析学、解释精神分析、拉康学派、后现代精神分析、神经精神分析等；又如，行为主义思潮也飞进出各式各样的浪花：系统脱敏疗法、满灌疗法、暴露疗法、厌恶疗法、代币制疗法、社会学习疗法、认知—行为疗法、生物反馈疗法等。一时间，各种心理治疗理论与方法如繁星般以"你方唱罢我登场"的方式在心理治疗与咨询的天空中竞相斗艳，让人眼花缭乱。

那么，我们应该持怎样的态度去面对如此琳琅满目的心理治疗理论与方法呢？对此，我们想以《爱丽丝漫游奇境记》中的一个故事来表明自己的立场：爱丽丝与一群小动物身上弄湿了，为了弄干身上的水，渡渡鸟（Dodo bird）提议进行一场比赛，他们围着一个圈跑，跑了大概半个小时停下来时，他们发现自己身上的水都干了。可是，没有人注意各自跑了多远，跑了多久，身上是什么时候干的。最后，渡渡鸟说："每个人都获胜了，所有人都应该得到奖励。"心理学家罗森茨韦格（M. Rosenzweig）将之称为"渡渡鸟效应"，即心理治疗有可能是一些共同因素在发挥作用，而不是哪一种特定的技术在治愈来访者。这些共同的因素包括来访者的期望、治疗师的人格、咨访关系的亲密程度等。而且，已有实证研究证实，共同因素对治疗效果发挥的作用远远超过了技术因素。然而，尽管如此，我们认为，各种不同治疗取向的存在还是十分有必要的。对于疾病来说，可能很多"药物"（技术）都能起作用，但是对于人来说，每个人喜欢的"药"的味道却不一样。因此，每一对治疗师与来访者若能选择其喜爱的治疗方法，来共同度过一段时光,岂不美哉? ! 而且，事实上，经验表明，在治疗某种特定的心理疾病时，也确实存在某些方法使用起来会比另外一些方法更加有效。

因此，在这个越来越多元化发展的世界中，我们当然有理由保持各种心理疗法的存在并促进其发展。美国心理学会（APA）在这方面做出了大量工作。APA对学校开设的课程、受读者欢迎的著作、广泛参与的会议进行了深入的调研，确定了当今心理治疗领域最为重要、最受欢迎、最具时代精神的 24 种理论取向；并且选取了相关领域的领军人物来撰写这套"心理治疗丛书"，这些领军人物不但是相关理论的主要倡导者，也是相关领域的杰出实践者。他们在每本书中对每一种心理治疗理论取向的历史作了简要回顾，对其理论进行了概括性阐述，对其治疗过程进行了翔实的展示，对其理论和疗效作出了恰当的评价，对其未来发展提出了建设性的展望。

这套丛书可谓是"麻雀虽小，五脏俱全"。整套丛书可以用五个字来概括：短、新、全、权、用。"短"是短小精悍，本套丛书每册均在 200 页左右，却将每种取向描述得淋漓尽致。"新"是指这套丛书的英文版均是 2009 年及以后出版的，书中的心理治疗取向都是时下最受欢迎与公认的治疗方法。"全"是指这套丛书几乎涵盖了当今心理治疗领域所有重要的取向，这在国内目前的心理治疗丛书中是不多见的。"权"是指权威性，每一本书都由相关心理治疗领域的领军人物撰写。"用"是指实用性，丛书内容简明、操作性强、案例鲜活，具有很强的实用性。因此，这套丛书对于当今心理咨询与治疗从业者、心理学专业学生以及关注自身心理健康的一般读者来说，都是不错的专业和普及读本。

这套"丛书"共24本，先由安徽人民出版社购买其中9本书的翻译版权，后由重庆大学出版社购买其中10本书的翻译版权。两社领导均对这套"丛书"给予高度重视，并提出具体的指导性意见。两个出版社的各位编辑、版贸部工作人员均付出了辛勤的劳动，各位译者均是活跃在心理学研究、教学和实践的一线工作者，具有扎实的理论功底与敏锐的专业眼光，他们的努力使得本套丛书最终能呈现在各位读者面前。我们在此一并表达诚挚而衷心的感谢！

郭本禹

2013 年 8 月 10 日

于南京郑和宝船遗址·海德卫城

丛书序言

有人可能会认为，在当代心理治疗的临床实践中，循证（evidence based）干预以及有效的治疗结果已经掩盖了理论的重要性。也许是这样吧。但是，作为本丛书的编者，我们并不打算在这里挑起争论。我们确实了解到，心理治疗师一般都会采用这种或那种理论，并根据该理论来进行实践，这是因为他们的经验以及几十年的可靠证据表明，持有一种合理的心理治疗理论，会使治疗取得更大的成功。不过，在具体的助人过程中，理论的作用还是很难解释。下面这段关于解决问题的叙述，将有助于传达理论的重要性。

伊索讲述了一则寓言：关于太阳和风进行比赛，以确定谁最有力量。他们从天空中选中了一个在街上行走的人，风打赌说他能够脱掉那个人的外套，太阳同意了这次比赛。风呼呼地吹着，那个人紧紧地裹着他的外套。风吹得越猛烈，他就裹得越紧。太阳说该轮到他了。他将自己所有的能量照射出温暖的阳光，不一会儿，那个人就把外套脱了。

太阳与风之间比赛脱掉男子的大衣跟心理治疗理论有什么关系呢？我们认为，这个让人迷惑的简短故事强调了理论的重要性，理论作为任何有效干预的先驱——因此也是一种良好结果的先驱。没有一种指导性的理论，我们可能只治疗症状，而没有理解个体的角色。或者，我们可能与来访者产生了强烈的冲突，而对此一点也不理解。有时，间接的帮助手段（阳光）通常与直接的帮助手段（风）一样有效——如果不是更有效的话。如果没有理论，我们将失去治疗聚焦的方向，而陷入比如社会准则（social correctness）中，并且不想做一些看起来过于简单的事情。

确切地说，理论是什么？《美国心理学会心理学词典》（*APA Dictionary of Psychology*）将理论界定为"一种或一系列相互关联的原理，旨在解释或预测一些相互关联的现象"。在心理治疗中，理论是一系列的原理，应用于解释人类的思想或行为，包括解释是什么导致了人们的改变。在实践中，理论创设了治疗的目标，并详细说明了如何去实现这些目标。哈利（Haley，1997）指出，一种心理治疗理论应该足够简单，以让一般的心理治疗师能够明白，但是也要足够综合，以解释诸多可能发生的事件。而且，理论在激发治疗师与来访者的希望，认为治愈是可能的同时，还引导着行动朝着成功的结果发展。

理论是指南针，指导心理治疗师在临床实践的辽阔领域中航行。航行的工具需要经过调整，以适应思维的发展和探索领域的拓展，心理治疗理论也是一样，需要与时俱进。不同的理论流通常会被称作"思潮",第一思潮便是心理动力理论(比如,阿德勒的理论、精神分析),第二思潮是学习理论(比如,行为主义、认知-行为学派),第三思潮是人本主义理论(以人为中心理论、格式塔、存在主义),第四思潮是女性主义和多元文化理论,第五思潮是后现代和建构主义理论。在许多方面,这些思潮代表了心理治疗如何适应心理学、社会和认识论以及心理治疗自身性质的变化,并对这些变化作出了回应。心理治疗和指导它的理论都是动态的、回应性的。理论的多样性也证明了相同的人类行为能够以不同的方式概念化(Frew & Spiegler,2008)。

我们创作这套美国心理学会《心理治疗丛书》时,有两个概念一直谨记于心——理论的中心重要性和理论思维的自然演化。我们都彻底地为理论以及驱动每一个模型的复杂思想范畴所着迷。作为讲授心理治疗课程的大学教师,我们想要创造出学习材料,不仅要对专业人士以及正在接受培训的专业人员强调主流理论的重要性,还要向读者们展示这些模型的当前形态。通常在关于理论的著作中,对原创理论家的介绍会盖过对模型进展情况的叙述。与此相反,我们的意图是要强调理论的当前应用情况,当然也会提及它们的历史和背景。

这个项目一开始,我们就面临着两个紧迫的决定:选取哪些理论流派,选择谁来撰写?我们查看了研究生阶段的心理治疗理论课程,看看他们所教授的是哪些理论,也查阅了受欢迎的学术著作、文章和会议情况,以确定最能引起人们兴趣的是哪些理论。

然后，我们从当代理论实践的最优秀人选中，列出了一个理想的作者名单。每一位作者都是他所代表取向的主要倡导者之一，同时他们也都是博学的实践者。我们要求每一位作者回顾该理论的核心架构，然后通过循证实践的背景查看该理论，从而将它带进临床实践的现代范畴，并清晰地说明该理论在实际运用中情况如何。

这一丛书我们计划有 24 本。每一本书既可以单独使用，也可以与其他几本书一起，作为心理治疗理论课程的资料。这一选择使得教师们可以创设出一门课程，讲授他们认为当今最显著的治疗方法。为了支持这一目标，美国心理学会出版社（APA Books）还为每一取向制作了一套 DVD，以真实的来访者在实践中演示该理论。许多 DVD 都展示了超过六次的面谈。有兴趣者可以联系美国心理学会出版社，获得一份完整的 DVD 项目的清单（http://www.apa.org/videos）。

一直以来，弗洛伊德理论都被视为精神分析的同义词。精神分析作为心理治疗的最初基础，一直是大多数理论进程的起点，同时也是其他人用作参照的理论。不过，许多人对于精神分析的了解却始终没有超越弗洛伊德和古典取向。就心理治疗实践而言，有许多东西都已经发生了改变，而且，就像其他取向一样，精神分析也有了改变和发展。杰里米·沙弗安（Jeremy Safran）向我们清晰地展现了过去一百年来精神分析取向（或弗洛伊德取向）在概念及对现代心理治疗实践之反应方面的发展。本书引人兴趣，且富有洞见，是值得一读的好书，能够带领读者领略新一代的精神分析思想。我们相信，书中的许多策略和临床案例能够帮助读者理解为什么应该将精神分析视为一种当代的心理疗法的原因所在。

——乔恩·卡尔森和马特·恩格拉-卡尔森

（Jon Carlson and Matt Englar-Carlson）

参考文献

Frew, J. & Spiegler, M. (2008). *Contemporary psychotherapies for a diverse world*. Boston, MA: Lahaska Press.

Haley, J. (1997). *Leaving home: The therapy of disturbed young people*. New York, NY: Routledge.

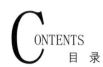

CONTENTS 目 录

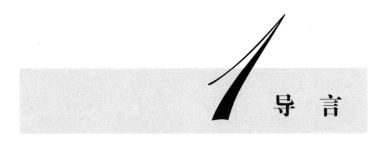

导言

CHAPTER ONE

　　精神分析是一种独特的心理治疗，是一种关于心理机能、人类发展与精神病理学的模式。一直以来，都没有一种统一的精神分析治疗理论，相反，一个多世纪以来，在不同的国家，在一大群不同的精神分析理论家和从业者的作品中，出现了许多不同的精神分析理论和治疗模式。尽管没有统一的观点，但我们还是可以笼统地谈一谈一些适用于不同精神分析观点的基本原理。这些基本原理包括：①假定所有人都会受到部分欲望、幻想或意识之外的隐性知识[tacit knowledge，这里指的是潜意识动机（unconscious motivation）]的激发；②感兴趣于促进对潜意识动机的觉察，并因此而增加选择；③强调探索人们用以避免痛苦的或具有威胁性的感觉、幻想以及思维的方法；④假定人们对于改变都有矛盾的心理，并强调探究这种矛盾心理的重要性；⑤强调将治疗关系用作探究来访者自我挫败之心理过程与行为（既包括有意识也包括潜意识的心理过程与行为）的领域；⑥强调将治疗关系当作一种重要的改变媒介；⑦强调帮助来访者理解其自身建构的过去与当前的方式在保持其自我挫败之模式方面所发挥的作用。

　　在精神分析的早期，来访者通常一个星期要见弗洛伊德和他的同事四到六次，而且，用今天的标准来看，治疗持续的时间相对较短。通常的情况是，一次治疗要持续六个星期到两个月。随着精神分析的目标从症状缓解（symptom reduction）发展为更为根本的人格机能的改变，精神分析的平均时间也逐渐地增加，直至一次分析的时间通常要持续六年或者更长的时间。

　　许多当代的精神分析学家至今依然认为，长程密集型治疗是一种有着许多重要优势的治疗方法。就像实证研究证据所表明的那样，尽管表面的症状通过短程的、不那么密集的治疗便可以发生改变，但人格机能及潜在心理结构之更为根本的改变则需要很长时间才能发生改变（例如，Howard, Kopta, Krause & Orlinsky，1986）。此外，鉴于来访者—治疗师关系往往被视为主要的改变机制（从许多方面看都是如此，这些方面我将在后面加以讨论），因此，该理论坚持认为，持续时间更长的密集型治疗是使得这种关系得以发展并发挥转变作用的必要条件。不过，人们越来越清楚地认识到了这一点，即长程密集型治疗并非一直可行，或者可以说并非合乎需要（这取决于来访者的问题或者目标的性质）。因此，在当代精神分析实践中，治疗师以短程为基础，往往一个星期见来访者一到两次。

　　精神分析是第一个现代西方心理治疗体系，其他大多数治疗形式都从精神分析发展而来，它们都受到了精神分析的强烈影响，或者其发展在某种程度上是对精神分析所作出的反应。精神分析（psychoanalysis）这个术语最初是维也纳的一位神经病学家西格蒙德·弗洛伊德（Sigmund Freud，1856—1939）提出的，他和许多杰出的同事 [例如，威廉·斯特克尔（Wilhelm Stekel），保罗·费德恩（Paul Federn），马克斯·伊廷顿（Max Etington），阿尔弗雷德·阿德勒（Alfred Adler），汉斯·萨克斯（Hans Sachs），奥托·兰克（Otto Rank），卡尔·亚伯拉罕 (Karl Abraham)，卡尔·荣格（Carl Jung），桑多尔·费伦奇（Sandor Ferenczi），欧内斯特·琼斯（Ernest Jones）] 一起，发展出了一门学科，将一种心理治疗形式与一个关于心理机能、人类发展和改变理论的模式结合到了一起。这门学科的出现受到了当时精神病学、神经病学、心理学、哲学、社会科学及自然科学等领域内发生的各种发展的影响。精神分析的发展还受到了当时正在出现的各种与之匹敌的治疗形式以及精神病理学之间的互动的影响。此外，弗洛伊德为应对精神分析领域之外的学者所提出的理论挑战和批判，以及他自己的学生和同事所提出的不同的观点和思想而作出之尝试也影响了这一学科（Gay，1988；Makari，2008）。

弗洛伊德关于精神分析技术的理论观点和观点，在其整个生命历程中经历了不断发展的过程，尽管人们往往认为他的思想展现了一个统一的、连贯的思想体系，但阅读他的文章和著作更像是在阅读一部不断发展的巨作，而不是一个系统的、统一的理论。许多其他有影响力的精神分析理论家也是这种写作风格，其中包括梅兰妮·克莱茵（Melanie Klein，1955/2002a，1975/2002b）、罗纳德·费尔贝恩（Ronald Fairbairn，1952，1994）、唐纳德·温尼克特（Donald Winnicott，1958，1965）、雅克·拉康（Jacques Lacan，1975/1988a，1978/1988b）。

尽管弗洛伊德毫无疑问是开创精神分析的最有影响力的人物，不过，其他许多富有创造力的思想家也在精神分析的最初发展中发挥了一定的作用。他们的有些观点使得弗洛伊德对自己的思想进行了反思，有些观点被弗洛伊德以各种不同的方式吸收并进行了修正，还有一些观点虽然没有被弗洛伊德吸收，但到后来对他自己的学生的思想，以及后来的精神分析学家的思想产生了影响（Makari，2008）。虽然精神分析开始于弗洛伊德的作品和演讲，以及维也纳围绕在弗洛伊德周围的一小群同事的早期作品，但到了1939年弗洛伊德去世时，精神分析已开始发展成为一种国际运动，在维也纳、苏黎世、柏林、布达佩斯、意大利、法国、英国、美国、拉丁美洲都有重要的中心。在这些中心中，每一个都对精神分析的发展产生了其特有的影响，从1939年起，在不同的国家产生了一大群不同的精神分析流派和理论（Makari，2008）。不同精神分析流派的支持者对弗洛伊德的解读都不同，对于许多主要的前提假设，有些流派持赞同观点，有的持反对态度，而且，对于弗洛伊德理论文集和技术推荐的不同方面，不同流派反对的程度也各不相同。

今日之精神分析

尽管我们可以理解许多评论家将精神分析等同于弗洛伊德的倾向，但重要的是要认识到，精神分析治疗的价值和精神分析理论的正确性与弗洛伊德思想的正确性并没有联系。弗洛伊德只是一个在特定文化的某个特定历史时期写了一些东西的人。相比于当代，他的一些观点在最初提出的那个历史背景和文化背景中更为恰当，而且，有些观点从一开始就有缺陷。正如读者在后面将会看到的，弗洛伊德时代的精神分析与当今北美及世界上其他地方的精神分析之间存在着显著的差异。例如，和弗洛伊德时代相比，当代美国的精神分析更为强调治疗关系的相互性（mutuality）；强调治疗关系中根本的人性；更为强调治疗过程的灵活性、创造性与自发性；对于生命和人性持有一种更为乐观的态度。与常见的误解相反，事实上，有大量的证据（而且，这些证据越来越多）证明了精神分析取向治疗的有效性（例如，Levy，Ablon & Kaechele，待出版；Shedler，2010），以及各种精神分析构想的正确性（参见，例如，Westen，1998；Westen & Gabbard，1999）。而且，还越来越强调以一种与文化共鸣的方式来修正精神分析理论与实践的重要性（例如，Altman，1995；Gutwill & Hollander，2006；Perez Foster，Moskowitz & Javier，1996；Roland，1989）。

在美国，精神分析在一些美国特有的态度（包括乐观主义倾向和美国平等主义哲学）的影响下已有所发展。另一个重要的因素是，当今许多重要的分析学家在 20 世纪 60 年代文化革命期间已经成年——当时，传统的社会规范和权威根源正受到挑战。此外，一些杰出的女性主义精神分析思想家向传统精神分析理论中所隐含的许多父权假设提出了挑战，提出了有关治疗关系中权力之动力的重要问题，并重新阐释了关于性别的精神分析思想（例如，Benjamin，1988；Dimen，2003；Harris，2008）。另一个影响因素是后现代的敏感性（postmodern sensibility），它向认为人可以客观地认识现实这样一个假设提出了质疑，对普遍真理保持一种怀疑的态度，并强调理论多元化的重要性。最后一个影响因素是，在过去的几十年里，大量临床心理学家涌入了精神分析培训研究所。这给传统上由精神病学占据统治地位的学科带来了显著的思想方面的有趣变化。

　　不幸的是，更为广泛的心理健康领域中的许多人以及普通大众都没有察觉到精神分析领域内的这些变化，并且，他们还在精神分析理论、实践、态度中那些不再重要的方面的基础上，对传统作出了偏颇的或夸张的理解。尽管对于过去以及现在的精神分析，有许多批评都是恰当的，但我还是认为，精神分析在当前的边缘化，部分原因在于当代的一些文化偏见（这些文化偏见显然不利于健康），尤其在美国，更是如此。这些偏见包括对乐观主义、速度、实用主义、工具性（instrumentality）以及不能忍受含糊不清的强调。尽管所强调的这些要点无疑都有其价值，但它们也可能会与一种朴素的观点联系到一起，这种朴素的观点往往会低估人性的复杂性和改变过程的难度。美国文化传统上倾向于掩饰生活中更为悲惨的方面，坚持这样一种信念，即只要我们付出足够的努力，就一定能够得到幸福，并且由于想要获得一种"快速心理"（quick fix mentality）而遭受偏见。精神分析产生于欧洲大陆——那是一种曾经历过几个世纪贫穷的文化；人民大众一直受到统治阶级的压迫；宗教冲突与压迫持续不断；世代的战争在两次世界大战中达到顶峰，这两次世界大战不管从规模、破坏程度，还是从悲惨程度来看，都是史无前例的。

　　尽管与欧洲的精神分析相比，美国的精神分析倾向于持一种更为乐观、实用的态度，但它还是保留了传统精神分析的许多价值观，例如对人类复杂性的正确评价，认识到满足（contentment）并不必然像"幸福"的二维观一样，并且认为改变的发生并非一直都是容易或快速的。我认为，对当代精神分析之本质的理解越透彻，对总体的精神分析理论与实践之更有价值的方面的评价越深刻，就越能够丰富心理学家对于如何更好地助人的理解，并将其当作一种手段来矫正我们文化中一些潜在的、有问题的盲点和偏见。最后，正如我在后面将会讨论到的，当代精神分析中已经出现了一种旨在恢复文化方面具有颠覆性、社会方面具有进步性、政治方面具有参与性的某种精神（这种精神曾是这门学科的特征所在）的运动。我希望，本书将能够让更为广泛的读者群了解精神分析理论与实践中一些较为重要的新进展（这些新进展是他们不甚熟悉的），同时还能够纠正一些关于传统精神分析的误解。

精神分析中顺从派与颠覆派之间的紧张状态

在美国及许多其他国家，精神分析在精神健康保健系统（mental health care system）中占据支配地位很多年。不过，从 20 世纪 60 年代起一直到现在，美国的精神分析在健康保健系统和临床培训项目中都变得越来越边缘化了。精神分析之所以出现颓运，原因有很多。其中一个重要的因素是，精神分析在其全盛时期，无可厚非地赢得了作为一种保守文化力量的声誉，它有一种信奉正统、孤立偏狭、傲慢自大、精英主义的倾向。它还赢得了这样一种声誉，即它是一门多少有些深奥难懂的学科，对于解决具体的问题（这些问题是许多人在其日常生活中经常要处理的）没有什么兴趣，而且，对于影响其生活的社会因素和政治因素的评价也很有限。相反，它逐渐被许多人视为一种经济宽裕时放纵自我的消遣。

精神分析赢得这样一种声誉的事实，具有讽刺的意味。尽管弗洛伊德最初发展出精神分析是为了治疗那些表现出了其他医生无法治疗的症状的来访者，但他的雄心抱负以及后来的精神分析学家的雄心抱负使得精神分析最终超越了治疗领域，进入了社会理论和文化批判的领域。弗洛伊德和许多早期的分析学家都有医学背景。不过，弗洛伊德逐渐强烈地感觉到，精神分析不应该成为医学的附属专业。而且，事实上，他看重广泛的文化背景和知识面，将不同教育背景和学术兴趣的分析学家都带进了这个领域。早期许多分析学家，包括弗洛伊德在内，都是新兴的受过良好教育的犹太中产阶级中的一员，世纪之交奥匈帝国开放的、政治上进步的政策使得他们的社会地位有可能得以上升，而且，他们也促进了这种文化的发展。就像社会理论家托斯丹·凡勃伦（Thorstein Veblen, 1919）提出的，在世纪之交，不受修道誓约约束的西欧犹太人组成了一个独特的边缘化知识分子团体。他们与传统的犹太教已不相容，而且，尽管他们吸收了欧洲社会的习俗，但还没有被这个社会完全接受，于是，他们发展出了一种独具特色的怀疑论。

因此，早期的分析学家往往都是自由的、进步的知识分子——

一个传统上受到压迫和被边缘化的群体。他们渴望被社会接受，但同时他们却倾向于用一种批判的眼光来看待盛行的文化假设。这样一种批判的而且在某些方面具有颠覆性的姿态，与一种进步的社会转型观结合到了一起。精神分析最初在某种程度上是作为对社会压迫以及随之而产生的因对性欲之心理压抑而导致的致病影响的彻底批判而出现的。弗洛伊德对于广泛的社会事务和文化事务有着浓厚的兴趣。他批判各种有关医生特权的制度，一直到生命结束都支撑着免费的精神分析诊所，支持灵活的收费标准，并保护那些没有经过医学培训的专业人士的精神分析实践。早期的许多分析学家都是致力于政治批判和社会公正的进步的社会活动家。弗洛伊德最为亲密的同事桑多尔·费伦奇（Sandor Ferenczi）就曾批判过社会上虚伪、墨守成规的现象，他在布达佩斯开了一家免费的诊所，并充满激情地捍卫妇女及同性恋者的权利。20 世纪 20 年代，卡尔·亚伯拉罕（Karl Abraham）、恩斯特·西美尔（Ernst Simmel）和马克斯·伊廷顿（Max Etington）在柏林开设了一家公共精神分析诊所，这个诊所后来成了社会与政治进步主义的一个堡垒（参见 Danto，2005）。

这些分析学家中有一些受到了左翼社会主义思想的影响。考虑到他们在维也纳和柏林（当时，那些地方的知识分子圈广泛地讨论马克思主义者对资本主义的批判）处于政治紧张的文化背景时正好进入成年阶段，这一点并不令人感到非常吃惊。他们把自己视作社会变革的代言人，认为精神分析是对传统政治规范的挑战，认为精神分析更多的是一项社会使命，而不仅仅是一门医学学科。诸如威廉·赖希（Wilhelm Reich，1941）、埃里希·弗洛姆（Erich Fromm，1941）、奥托·费尼切尔（Otto Fenichel，1945）等杰出的分析学家，都由于其献身于社会主义或马克思主义，以及将精神分析与社会事务融合到一起而闻名于世。

　　精神分析与社会、政治、文化事务之间长期交叉的传统的另一个例子是，诸如埃里希·弗洛姆、赫伯特·马尔库塞（Herbert Marcuse）等精神分析思想家与法兰克福社会研究所发展的批判理论（critical theory）传统之间的创造性合作。社会研究所由一群德国社会科学家组成，他们感兴趣于从一种跨学科（综合了社会学、历史、政治科学、人类学和心理学）的观点来批判和改革社会。批判理论的一个重要前提是，所有的理论都是由社会和文化的意识形态塑造而成，正是出于这样一个原因，从社会、历史、政治的观点来批判性地分析理论就非常重要，这些观点有可能让理论在永久保持文化意识形态（这些文化意识形态能够使特权阶层获得更多的利益）中所发挥的作用清楚地显现出来。

　　社会研究所里的一些重要人物包括马克斯·霍克海默（Max Horkheimer）、西奥多·阿多诺（Theodor Adorno）、瓦尔特·本雅明（Walter Benjamin）以及利奥·洛文塔尔（Leo Lowenthal）。他们的思想方案最初是受到马克思主义者有关现代性问题的分析（他们根据工业资本主义对当代文化之发展的影响，对现代性问题进行了分析）的激发而启动的。从这样一个观点看，工业革命产生了一个拥有生产手段的中产阶级，他们从人数多得多的工人阶级的劳动中获利。通常情况下，工人阶级既不能控制工作的形式和速度，也不能掌握自己劳动的成果。因此，他们与自己的智力潜能和体力潜能都是相分离的。这就导致了这样一个体系的产生，在这个体系中，财富和权力被集中到了少数人的手中，付出的代价是对工人阶级的剥削。随着技术变得越来越先进，生产变得越来越自动化，劳动者所需要的培训和技术也变得越来越简化。而这导致了他们劳动的贬值，并让他们产生了疏离与无意义的体验。劳动者成了非人化的、可互换的单元。

1947 年，霍克海默和阿多诺出版了他们的经典著作《启蒙辩证法》（*Dialectic of Enlightenment*，Horkheimer & Adorno，1947）。霍克海默和阿多诺是在第二次世界大战中纳粹政权的大量暴行的阴影下撰写这本著作的，他们通过将新马克思主义理论、大陆哲学、精神分析思想结合到一起，来弄清楚启蒙（Enligentenment）何以可能具有讽刺意味地导致一种前所未有的野蛮状态，而不是一个新的解放时代。他们的中心论题是这样一种观点，即科学、技术、工具性思维的发展与资本家对大规模生产和系统化的强调结合在一起，有可能会导致发展出冷冰冰的理性极权主义体系。在这些体系中，人被商品化、客体化，被迫产生社会从众性，或者被根除（如果这符合一台冷冰冰的理性国家机器追求乌托邦理想的利益的话）。

当许多法兰克福学派成员由于纳粹主义的兴起而逃去美国时，他们都非常震惊于共同的文化意识形态（shared cultural ideology）在维持美国消费文化影响之下的现状方面所发挥的作用。他们造出了文化产业（culture industry）一词，用来指大众传媒市场观念和信念（它们会导致错误的需要）会对资本主义体系的维持产生影响。例如，我们在社会化过程中会逐渐产生这样一种信念，即如果我们喝某种啤酒或红酒，开某个牌子的车，或者穿某种类型的衣服，就能找到爱、幸福和满足。在美国，还存在这样一种思想，即任何人只要付出足够多的努力，就一定能够获得成功，变得富有。这种思想否定了不同社会经济阶层的人所能获得的机会不同这样一个现实，并指责个体无法超出其自身的物质社会条件。而这又一次有利于资本主义体系的维持，并操纵"穷人"，让他们不去做违背其自身最佳利益的事情。根据里根时代后期富人与穷人之间差距越来越悬殊的情况，这种批判分析特别及时。

西奥多·阿多诺还与伯克利大学的一群心理学家合作，在精神分析思想的指导下，进行了一系列实证研究，他们研究了个体易于形成的心理特征，以及支持一种极权政体的个体（Adorno,Frenkel-Brunswick & Levinson，1950）。尽管他们尤其关注于导致法西斯主义在纳粹德国兴起的个体心理与群体心理，但他们的分析在很多方面都与理解右翼保守主义在当代美国政治中出现有关。他们所确定的一些常见特征包括：严格遵从传统的中产阶级价值观；对于群体内的理想化权威持唯命是从、不加批判的态度；倾向于根据严格的"黑白"范畴来思考；专注于权力和坚韧顽强；专注于群体外成员不道德的性态度和活动，并加以投射。

拉塞尔·雅各比（Russell Jacoby，1983）做了一项杰出的工作，他论证了许多欧洲分析学家（他们由于欧洲纳粹主义的兴起而移居美国）是如何贬低自己在政治方面更具进步性、社会方面具有批判性的言论，以符合美国文化，并避免唤起美国人的恐惧及怀疑的（这些美国人有可能会视他们为危险的外来者）。这一点在第二次世界大战之后尤其正确，当时，美国与苏联之间的战时联盟破裂，对共产主义、社会主义、马克思主义的恐惧在麦卡锡时代达到了顶峰。在这个时期，移居的精神分析学家相当理性地认识到，对于一种政治进步的精神分析的恐惧（这种恐惧部分是由于马克思主义者对资本主义的批判引起的）已经不符合时代的要求，而且可能很容易威胁精神分析在北美的未来发展。因此，他们必须持有自己的政治观点，并集中注意力于建立作为一门专业的精神分析。

回想一下美国精神分析专业化在其性格塑造过程中所发挥的作用，是一件很有趣的事情。在 20 世纪 20 年代，精神分析开始在美国扎根，当时，美国医学专业正努力提升医学培训的品质，并使医学培训标准化。1910 年，卡耐基基金会（Carnegie Foundation）提交的弗莱克斯纳报告（Flexner Report）批判了美国的医学培训，并要求这个专业应该有更为严格的准入标准、培训和管理。从某种程度上说，作为对这份报告的反击，在美国精神分析发展过程中发挥重要作用的医生担心，那些甚至一点儿医学背景都没有的申请接受培训者很可能会危及这个专业的未来。1938 年，美国精神分析学会早早地作了一个致命的决定：限制医生接受正规的精神分析培训。对于保护精神分析之专业性的担忧，在发展一种纯化的、精英的、刻板的精神分析的过程中发挥了一定的作用，这种精神分析还具有科学体面的外表，不鼓励创新，并往往持一种社会保守主义的论点。

随着时间的推移，当医学在卫生保健专业中享有特权的地位得到了巩固，而精神分析成了医学的一个附属专业，精神分析专业的社会威望有了很大的提高。在那些接受精神病医生培训的住院医生看来，接受精神分析培训所经历的严格的、耗时的过程也促成了这样一种感觉，即精神分析是精神病学内一个精英的附属专业。大多数精神病科的主任都是精神分析学家，而且，大多数精神病住院医生培训项目都至少会提供一些关于精神分析取向治疗的培训。

美国逐渐成了精神分析的中心，他们投入了大量的时间、精力和金钱到精神分析培训和这个专业的发展中。精神分析成了一个赚钱多、声望高且在社会性上保守的职业，吸引了众多人想申请加入这个行业，通常情况下，这些人对于成为这个行业中受人尊敬的一员感兴趣，而对于挑战、质疑这个行业不感兴趣（Jacoby，1983；McWilliams，2004）。与最初欧洲的那些精神分析学家（这些精神分析学家往往来自知识丰富、博学的背景和教育系统）不同，在美国许多申请接受精神分析培训的人往往来自相对狭窄、高度技术化的教育系统。因此，精神分析就出现了这样一种倾向，即倾向于被用作一种狭窄的技术方法，对于正确的技术和不正确的技术有明确、固定的观念，非常类似于我们所认为的医疗程序。这一倾向导致了一种特定的技术僵化和目光短浅的观点。50多年前，当时的美国精神分析学会主席罗伯特·奈特（Robert Knight）就曾评论过他那个时代申请接受精神分析培训之人的更为"传统的"性格，当然这是相对于 20 世纪 20 年代和 30 年代申请者更为原始、更具个人主义色彩的性格而言的。在奈特（1953：218）看来，20 世纪 50 年代申请接受精神分析培训的人"不那么好反省，他们倾向于仅仅只读一些指定的文献，并希望尽快地完成培训要求"。

此外，医学教育传统上一直尊重等级制度与权威，它倾向于在对精神分析学者的培训中灌输一种敏感性，这种敏感性会使得这些精神分析学者毫无疑义地接受老师的教导，而不是发展一种批判性的反省精神。而且，正是这种敏感性，往往也会以一种制度化并加重治疗关系所固有的权力不平衡的方式（而不是以一种鼓励发展更为民主、平等的关系的方式），给治疗师—来访者关系涂上某种色彩（Jacoby，1983；Moskowitz，1996）。

许多欧洲的分析学家在逃到拉丁美洲的同时，也放弃了其激进的政治同感或者将这种激进的政治同感深埋心中，从而促进建立了一种在政治方面更为保守的精神分析。例如玛丽·兰格（Marie Langer，她的贡献我们将会在后面谈到），她生在维也纳，是一位接受了培训的分析学家，1942 年，她移居到了布宜诺斯艾利斯（阿根廷首都）（参见 Hollander，1997），她在上大学时曾是一位坚定的社会政治积极分子。她长大后在维也纳社会进步的文化氛围中上了大学，这种文化氛围随着社会民主党的当选而得到了进一步的加强。在中学的时候，她受到了马克思主义对资本主义阶级关系之剥削本质的批判的影响，这种批判鼓舞了劳动者运动与左翼党派（包括处于统治地位的社会民主党）的政治斗争。

到了 20 世纪 30 年代，她完成了医学院的学习，并开始接受精神分析培训，但纳粹运动越来越强大的影响迫使她逃离了维也纳，最终，她移居到了阿根廷，并在那里带领其他人一起创立了阿根廷精神分析学会。很多年来，她在政治上很少露脸，而一直致力于建立阿根廷的精神分析，并让精神分析传遍了拉丁美洲。她说："我认为我让自己沉浸在专业生活中，不问政事，有部分原因是为了抵制作为一个移民而产生的不安全感，而且，我需要为我自己和我的家人在这个新社会中找到一个新的位置"（Hollander，1997：55）。在阿根廷以及拉丁美洲的其他地方，精神分析逐渐成为心理健康领域中的主要影响力（就像美国一样）。到了 20 世纪 60 年代，它已退化为一种僵化的理论、一种保守的正统学说，在某些方面与当时美国精神分析在理论方面的正统风格有些相似。

其间，各种力量都意欲使美国精神分析发生巨变。随着生物精神病学（biological psychiatry）的兴起和精神治疗药物的快速发展，精神分析在美国精神病学领域内开始变得不那么流行。《心理疾病诊断与统计手册》第三版 [*Diagnostic and Statistical Manual of Mental Disorders*，3rd ed; DSM-III; 美国精神病学会（American Psychiatric Association），1980] 的出版，以及其他试图清除 DSM 中的精神分析思想的东西一起，进一步导致美国精神分析变得越来越边缘化（例如，Horowitz，2003）。随着时间的推移，精神病学实习期的培训课程发生了改变，不再仅仅是向实习医生介绍基础的精神分析理论与实践。同时，申请接受精神分析研究所培训的精神病学实习医生的数量也随着时间的推移而呈指数下降。

大约也是在这个时候，美国心理学会内部成立了精神分析分会（the Division of Psychoanalysis，即第 39 分会）。1986 年，第 39 分会共同起诉美国精神分析学会，提出，拒绝接受心理学家申请精神分析培训研究所的培训违背了反垄断规定（antitrust regulation），因为建立一个由医生垄断的精神分析领域，就会阻碍心理学家的公平竞争，并会剥夺他们的谋生之道。具有讽刺意味的是，到这起诉讼案件解决的时候，市场力量已经为心理学家打开了精神分析培训研究所的大门，因为随着申请接受精神分析培训的人数持续减少，传统的研究所开始热切地希望招收心理学家（McWilliams，2004；Moskowitz，1996）。

在过去的 20 年里，许多为美国精神分析理论之发展作出更为重要、更具创新性贡献的人都是心理学家。因此，在美国，心理学家从许多方面来看都已经成了精神分析的引领者。在提出这样一种断言时，我绝没有贬低当代一大批接受医学培训的精神分析学家所作出的极其重要的贡献，如格伦·盖巴德（Glen Gabbard）、詹姆斯·格罗斯坦（James Grotsein）、西奥多·雅各布（Theodore Jacobs）、奥托·克恩伯格（Otto Kernberg）、托马斯·奥格登（Thomas Ogden）、欧文·雷尼克（Owen Renik）以及罗伯特·沃勒斯坦（Robert Wallerstein）。不过，在过去 30 年间，心理学家为精神分析所作的创造性贡献之数量的激增，以及这些贡献所产生的转变范式的影响，都是不可否认的。这新一代的精神分析理论家和研究者在将精神分析转变为一种不那么孤立且更具思想性的重要学科的过程中发挥了非常关键的作用，而这样一种重要学科的建立植根于对广泛的社会科学在当代的发展的理解，包括心理学、社会学、哲学、政治科学、政治哲学等。心理学对精神分析所产生的复兴性影响通常可以归功于以下几个因素。首先，与精神病住院医生培训（这些培训更为强调对事实的记忆和技术的掌握）相比，临床心理学培训项目开始更为强调批判思维技能的发展。而且，心理学也确实更为强调对基本心理过程、发展过程以及社会过程的学习，从理论上讲，其应该不仅与精神病理学理解有关，而且也应该与有关改变过程的理解有关。此外，与精神病学家相比，心理学家通常接受了更多的实证研究方法学培训。尽管这并不一定会让心理学家在接受精神分析培训后继续从事实证研究项目，但这确实有助于加强他们的批判思维技能，而且，有助于深化他们对于各种理论建构之局限性的理解。

　　还有一个重要的变量对美国精神分析不断发生变化的性质产生了影响。我们都知道，在今日文化中，追求正规的精神分析培训不太可能成为一条获得职业威望或经济成功的途径，典型的申请接受精神分析培训者更可能是由于内在的原因而进入这一领域。尤其是精神分析在一般文化以及主流临床心理学中的地位越来越边缘化的情况下，那些受到这一领域吸引的人就更不可能是为了获得盛行的文化与职业方面的价值与优越感了，而更可能是从一种批判的观点来研究这些东西。因此，具有讽刺意味的是，精神分析的边缘化为创新思维提供了潜在的催化剂。在这一点上，相比于20世纪40年代、50年代以及60年代早期处于全盛时期的美国精神分析，当代美国精神分析正在显现之敏感性的一些重要方面从本质上说可能与早期精神分析学家（就像我在前面提到的，这些早期的精神分析学家正是一个边缘化群体的成员）的敏感性有着更为密切的关系。

精神分析与心理动力治疗

传统上，精神分析学家对被称为精神分析治疗（psychoanalytic therapy）的精神分析（psychoanalysis）与被称为心理动力治疗（psychodynamic therapy）的精神分析作了明确的区分（而我将交替地使用这两个术语），精神分析这个术语被保留了下来，用来指一种治疗形式，具有一些确定的特征或参数。心理动力治疗这个术语所指的则是基于精神分析理论但缺乏一些确定的精神分析特征的多种治疗形式。多年以来，有关精神分析参数是否是确定的标准，一直都有争议。

有一种常见的态度认为，精神分析（相对于心理动力治疗而言）是一种长程的（例如，四年或者更长时间）、密集的（例如，每周至少四次面询）、开放的（也就是说，没有固定的终止日期，也没有固定的面询次数）疗法。此外，传统的精神分析还有一个特征，即一种特定的治疗师立场，包括：①强调要帮助来访者意识到他们自己的潜意识动机；②不给来访者建议，也不过于提供指导；③尽量避免因介绍自己的信念和价值观而对来访者产生影响；④通过减少有关自己个人生活或自己在面询中的感受及反应的信息量，来保持某种程度的匿名性；⑤尽力保持一种中立的、客观的观察者姿态，而不是完全参与到面询过程中；⑥座位安排：来访者躺在长椅上，而治疗师直直地坐着，看不到来访者。这种对精神分析某些关键特征的传统概念化，逐渐成为人们所熟知的古典精神分析（classical psychoanalysis）。

精神分析与心理动力治疗之间的区别是如何产生的?

随着精神分析在许多国家（包括美国）逐渐成了主要的治疗形式，分析师们开始尝试治疗范围更广（相比于最初时候的情况）的来访者。结果，精神分析要想适于治疗不同特征和需要的来访者，就必须修改其各种治疗参数。有些来访者觉得精神分析威胁性太大，太容易让人感到焦虑，或者太容易让个体失衡，以至于无法探索其潜意识动机并更多地从问题解决的结构、建议及帮助中获益。有些来访者需要治疗师积极主动的保证，他们觉得治疗师不愿意提供指导，也不愿意施加直接的影响，这让他们有非常强烈的挫败感，或者很容易让他们感到焦虑。有些来访者觉得躺在长椅上很不舒服，他们觉得这是一种屈从于治疗师的形式。有些来访者则没有那么多时间或金钱让他们可以接受每周频繁的面询或长程的治疗。要适应这些来访者的需要，治疗师必须尝试着修改所有这些参数。而这些修改过的精神分析变体后来被称为心理动力治疗。

随着精神分析发展成为一门学科，对分析师来说，区分他们眼中"真正的"或"纯粹的"精神分析与当时正在出现的各种修正变体的心理动力治疗，就变得非常重要。接受正式的精神分析培训是一种严格、费力且耗时的活动。它包括上很多年的指定课程、接受广泛的临床督导，并接受长时间的个人心理治疗 [被称为培训分析（training analysis）]。很多从事心理动力治疗的治疗师都是对正规精神分析培训的接触非常有限的精神病住院医生，他们一般就职于某个公立医院，这样的医院主要服务于未受过正规教育或者心理方面受损较为严重的来访者。这样便出现了一种职业上的等级之分，在这种等级之中，经济方面更为富足且接受过良好教育的来访者（他们有能力到私人诊所求治，并更适合于接受传统的分析）往往可以接受经验丰富的、受过更高层次培训的分析师的治疗。这与专业行会主义结合到一起，强化了保持"纯粹精神分析"与心理动力治疗之间明确区分的倾向，心理动力治疗往往被视为一种效果降低了的或被降级了的精神分析，人们不能将它与任何没有接受过培训的或接受最低程度培训的帮助者所能提供的那种帮助完全区分开来。

尽管保持精神分析与精神分析治疗或心理动力治疗之间明确区分的政治原因可以理解，但精神分析培训不可避免地会发展出某种个人崇拜及杰出人物统治论的性质，而且，传统上"真正的"精神分析所独具的各种参数（例如，长椅的使用，每周最少的面询次数，治疗师不给来访者提供建议或自我暴露）也会发展出某种固守仪式的性质。正如前面所指出的，随着时间的推移，人们花了相当大的精力来争论一种真正的精神分析所具有的基本的确定性特征究竟有哪些。

尽管我们现在还不能说这种争论已经不存在，但我认为，我们可以说很多精神分析师已不再作这样严格的区分。我个人的观点是，尽管与理论方面的合理标准相比，精神分析与心理动力治疗或精神分析治疗之间的区分与这门学科的政治及职业精英主义有着更为密切的关系，但如果因此而认为与传统精神分析相关的所有参数都没有价值，那就大错特错了。例如，传统的分析立场试图保持匿名性，这样一种立场有可能使来访者感到疏远，尤其是在当代的美国文化（美国文化往往不那么正式，也不那么强调等级）中，更是如此。与此同时，治疗师没有接受培训便进行自我暴露，也可能是成问题的。许多来访者确实真的需要且看重治疗师的建议和主动指导，但是，太多的建议也有可能会干扰来访者发展自身资源的能力，同时还会使他一直保持一种无助的姿态。一些来访者可以从短程治疗中获益，但许多来访者确实真的需要较长时期的治疗。我认为，将长程精神分析治疗视为病态的倾向，或者将其视为有问题的依赖的倾向，部分地反映了我们文化中对于个人主义价值观的过分强调，以及对于更具传统文化特色的相互依赖类型的贬低。

对很多来访者而言，一周一次面询就够了。但是，某种治疗

关系强度类型（当治疗的次数更为频繁时，就会发展出这种关系）
确实会促进改变过程的某些方面。我在治疗大多数来访者时，都是
坐在他们的对面（不使用长椅）。不过，我发现，使用长椅可以促
进某些有价值的治疗过程，如帮助来访者将他们的注意力指向内部
更为重要的经验（这些经验从本质上说非常微妙，而且不那么容易
接近）。虽然长椅具有一些潜在的益处，但是，在有些治疗或者某
种治疗的某几次面询中，治疗师与来访者之间不间断的面对面会心
（encounter）过程有可能在改变过程中发挥重要的作用。例如，如
果某位来访者是因为亲密关系问题而前来接受治疗，那么，探索治
疗师与来访者之间以一举一动为基础的情绪联系之性质的能力，就
可能非常重要。对治疗师来说，能够看到来访者的脸部，以体会他
或她的细微差别的感受，并能够以共情的方式产生共鸣，可能也非
常关键。或者，对来访者来说可能很重要的一点是：与治疗师面对
面接触，以评估他当时的情绪反应。正如我在后面将要讨论到的，
精神分析学家越来越清楚地认识到，来访者与治疗师之间不断进行
的相互情感调节过程是一个重要的改变过程，而且，来访者与治疗
师之间的视觉接触会促进这个过程。对治疗师和来访者而言，如果
没有这种视觉接触，就会难以观察到彼此的非言语行为并参与不断
进行的相互反应过程，以影响彼此的情感体验。

2 历史

CHAPTER TWO

    1856 年，西格蒙德·弗洛伊德出生在小镇上一个相对贫穷但有逐渐好转的犹太家庭，这个小镇距离维也纳大约 150 英里，当时属于奥匈帝国的领地。尽管他在成长的过程中拥有广泛的兴趣，但最终他选择了学医，其原因部分在于科学的吸引力是通往名声、声望的可能道路，而且，有关科学的乐观主义是通往知识的最终道路。弗洛伊德的精神分析理论与实践的发展受到了在 19 世纪晚期和 20 世纪早期欧洲各个圈子中占主导地位的文化知识、发展趋势以及各种科学模式的影响（Gay，1988；Makari，2008）。弗洛伊德更为抽象的理论观点的一个重要基础是他在接受医学培训期间接触到的德国神经病学的主导传统，该传统以这样一种信念为基础，即心理现象可以从神经生理和机制方面来加以理解。这种对于将心理学最终植根于神经生理学之重要性的强调，在弗洛伊德的一生中都发挥着重要的影响。尽管他对神经心理学和脑科学在当今的广泛兴趣和显著发展的预期很有先见之明，但是，用当代的科学标准来看，弗洛伊德那个时代的许多主要神经生理学模式都过时了。弗洛伊德努力地将心理学与当时生物学、神经生理学的新发展综合到一起，这种努力在他被称为动机之驱力理论（drive theory）的系统阐释中发挥了重要的作用。在驱力理论中，弗洛伊德假定，人类从本质上说是反社会的，而且，其首要动机是将心理能量保持在一个恒常的水平上。弗洛伊德认为，心理能量是一种存在于生理能量与生物能量之间的边界之上的力量，它会驱动或推进内心的过程和行动。在弗洛伊德看来，一旦心理能量被激发（不管是通过某个内部事件还是通过某个外部事件），就需要将它释放出来，以保持系统内心理能量的恒常水平。这种释放可以通过各种方式来实现（例如，专注于某个人、某种想法、某个幻想或者某些症状的突然出现）。

由于各种历史方面的原因，精神分析领域一直被隔离在自然科学之外，直到最近几年，这种情况才有所好转（最近几年，很多人再次对综合精神分析与神经科学研究产生了兴趣）。因此，主流分析学家并没有根据自然科学的最新发展而对弗洛伊德思想 [他称之为元心理学（metapsychology）] 中许多的神经生物学方面进行修正。而这促成精神分析理论的许多方面（这些方面在过去的 30 年一直遭到合理的批评）得以永久地保存了下来。

另一个对弗洛伊德早期思想 [他的早期思想是在巴黎跟随法国著名神经学家让 - 马丁·沙可（Jean-Martin Charcot）学习期间形成的] 产生形成影响的是，他接触到了当时法国神经病学和精神病学的最新发展，当时这两门学科刚刚开始探索意识的分裂在精神病理学中所扮演的角色（Gay，1988）。沙可通过使用催眠 [hypnosis，或称催眠术（mesmerism）] 来治疗癔症患者，已经确立了自己的国际声望。癔症患者（hysterics）指的是表现出许多重大心理问题的来访者，而且，这些心理问题无法根据器质基础来作出解释。这些来访者往往会诉说自身存在诸如四肢麻木、失明、耳聋、身体抽搐等问题（Gay，1988）。现在，这种特定的症状表现（symptom presentation）模式以及相关的诊断少见多了。

弗洛伊德作为沙可的支持者，回到了维也纳，他开始综合法国和德国对他思想的影响。随后，弗洛伊德以此为基础，进而批判了沙可的观点。1886 年，弗洛伊德开始与一位较为年长的同事约瑟夫·布洛伊尔（Josef Breuer）合作，弗洛伊德在上医学院时，布洛伊尔就是他的指导老师和资助人。布洛伊尔在维也纳是一位非常受尊敬的医生，众人都知道他在治疗癔症患者方面所取得的巨大成功。他的治疗方法包括鼓励患者谈论他们自己，并帮助他们回忆起已经忘记的创伤性生活经验。布洛伊尔发现，当这些患者能够以一种情感释放的方式回想起这些经验时，他们的症状就会缓解。

弗洛伊德和布洛伊尔开始相信，癔症症状是压抑的情感或情绪体验所导致的结果，这些情感或情绪体验在创伤发生之时就被阻断了，因此必须以生理症状的形式表现出来。弗洛伊德开始相信，通过使用催眠技术帮助来访者恢复有关创伤的记忆，并体验创伤发生之时被压抑的相关情感，就有可能治愈来访者。1893—1895年，布洛伊尔和弗洛伊德一起出版了《癔症研究》（*Studies on Hysteria*）——这本书的内容包括一些案例史和理论部分，理论部分概括了他们有关癔症之心理根源的最新思想（Breuer & Freud，1893—1895/1955）。

不过，到《癔症研究》出版时，弗洛伊德已经疏远了布洛伊尔，他觉得自己已经不再需要他，并开始精炼他的思想和癔症治疗（Makari，2008）。一开始，弗洛伊德认为，许多神经症症状最终都可以归因为早年性虐待的经历（布洛伊尔并不这样认为）。随着时间的推移，弗洛伊德改变了自己的看法，提出，尽管性虐待在心理问题的发展过程中发挥了一定的作用，但恢复的有关性虐待的记忆往往至少部分地构建并反映了由性本能所驱使的潜意识中的早年性幻想或被压抑的早年性幻想（Gay，1988；Makari，2008）。

　　到了世纪之交，弗洛伊德开始追求一种长期保持的兴趣，即梦作为通往人类心灵潜意识方面的潜在窗户的作用。弗洛伊德（1900/1953）的《梦的解析》（*The Interpretation of Dreams*）的出版，最终引起了人们非常尊敬的尤金·布洛伊勒（Eugene Bleuler）的注意，布洛伊勒是苏黎世布尔格霍尔茨精神病诊所（Burgholzi Institute）的主任。布尔格霍尔茨医院（专门治疗精神分裂症患者）在整个西欧都广为人知，且非常受尊敬，是当时很有名的医疗和科学机构。布洛伊勒拥有一批非常有天赋的年轻精神病学家做他的助手，其中包括卡尔·荣格（Carl Jung）。在布洛伊勒的指导下，荣格在科学界已经确立了重要的声望，他改编了实验心理学的研究方法，通过词联想测验（word association tests）研究潜意识过程。布洛伊勒鼓励荣格读一读弗洛伊德的作品，于是，弗洛伊德、荣格、布洛伊勒以及在苏黎世与布洛伊勒一起工作的那群精神病学家们之间的联盟开始形成。由于布洛伊勒以及他那些主流精神病学领域内的同事们所具有的声望，这个联盟最终在促成整个西欧科学圈接受精神分析的过程中发挥了关键性的作用（Makari，2008）。

　　1909年，美国心理学家 G. 斯坦利·霍尔（G. Stanley Hall）邀请弗洛伊德和荣格到位于马萨诸塞州伍斯特的克拉克大学作系列演讲。去听这些演讲的人非常多，而且，美国一些著名的知识分子、精神病学家、神经病学家、心理学家热情地接受了这些演讲。这一热情的接受为后来美国文化将精神分析收入囊中奠定了基础,并最终为美国转而成为世界上最为重要的精神分析中心之一奠定了基础(Gay,1988;Hale,1971,1995;Makari,2008)。

　　第一次世界大战对生活在欧洲大陆的精神分析学家的个人生活以及精神分析的发展都产生了重要的影响。战争期间,许多分析学家(包括弗洛伊德)的从业实践都停顿了,他们生活在贫穷之中,靠严格的政府食物限量供给生活。所有的出版活动和专业活动都中止了,许多同时也是医生的分析学家被军队征召入伍,担任急救医生。接下来就到了第二次世界大战,并最终于1939年宣布战争的爆发,这对生活在欧洲大陆的大多数精神分析学家的生活以及精神分析的发展产生了甚至更为深远的影响。在德国,从1930年起到1933年希特勒登上德国的统治者之位,纳粹主义的影响越来越大,导致欧洲大陆大量的犹太分析学家被杀害。那些运气好的,逃去移居到了世界各地的其他国家。美国是他们最常选择的目的地,英国和拉丁美洲也成为他们重要的目的地。这三个地方后来都成了精神分析的重要中心,随着时间的推移,不同文化以不同的方式对精神分析思想产生了影响,最终导致精神分析思想中出现了越来越多的理论创新和技术创新(Gay,1988;Makari,2008)。在美国,军队越来越依赖于精神分析取向的精神病学家和心理学家对有心理创伤的士兵进行心理评估和治疗,而这对美国精神分析的发展产生了巨大的影响(Hale,1995)。

早期精神分析思想的演进

在这个部分，我将简要概括从 19 世纪 90 年代后期到 20 世纪 20 年代中期的早期精神分析理论的演进。我一开始将介绍弗洛伊德在早期如何用催眠技术帮助患者从创伤性记忆中恢复过来，紧接着，讨论诸如自由联想（free association）、阻抗（resistance）、移情（transference）等基本精神分析原则的创新。到了 1923 年，弗洛伊德发展出了他的心理结构模式，将心理分成三个不同的心理结构：本我、自我和超我。

自由联想

尽管弗洛伊德早期曾冒险在精神分析中使用催眠术（或者说，催眠）帮助来访者恢复丧失的记忆以及相关的情绪，但随着时间的推移，他发现这种技术并不可靠。尽管有些来访者很适合用催眠技术来治疗，但很多来访者则完全不能受到充分的影响。于是，弗洛伊德不再对来访者进行催眠，相反，他开始鼓励他们"脑子里想到什么，就说什么"。这便是自由联想这一精神分析原则的根源，精神分析师根据这一原则，鼓励来访者尝试着将其自身的自我批判功能搁置一旁，并用言语表达出位于意识边缘的幻想、意象、联想及感受。

随着时间的推移，弗洛伊德与早期的分析师开始相信，对精神分析与催眠的传统加以明确的区分，是一件非常重要的事情。除了催眠技术的不可靠性之外，弗洛伊德还开始对许多恢复的记忆的准确性产生了怀疑。此外，随着分析师获得了越来越多的临床经验，他们逐渐发现，通过短时间的催眠治疗便让某个症状缓解，这种情况也并不少见。

影响理论方面将强调的重点放在明确区分精神分析与催眠和易受暗示性之上的另一个因素，是精神分析性质与目标这两个概念的不断发展。虽然一些医学从业者对使用精神分析的兴趣越来越浓厚，但催眠术始终没有彻底摆脱江湖骗术的公众印象，于是，弗洛伊德和他的同事迫切地想要将精神分析确立为一种以科学原理为基础的治疗方法。除此之外，人们越来越强烈地感觉到，精神分析的重要目标或价值之一在于对真理的追求。催眠通过暗示或使来访者坚定某种类型的信念，从而达到助人的目的。与此不同，精神分析的目标是让人们对有关自身的令人不适的真理持更为怀疑的态度，并勇敢面对。精神分析逐渐被认为是一种反教化（counterindoctrination，一种社会和文化方面的洗脑），而不是一种教化（indoctrination）（Reiff，1966）。

弗洛伊德认识到，只要来访者最初对分析师的积极情感以及对分析师潜能的希望在激发他或她坚持面对困难的（有时候是痛苦的）分析治疗中发挥重要的作用，精神分析就会保留一种暗示的元素。人们认为，这些积极的希望和预期源自于来访者认为治疗师具有治愈能力的幻想，这些幻想的基础是来访者认为他或她自己的父母也有能力的观点。不过，对治疗师来说，最终的目标在于分析来访者有关治疗师之投射幻想的所有方面，这样，来访者才能发展出一种更为现实的有关分析师的看法——这样，来访者才不会一直认为他或她自己是一个无能为力的人，他或她必须依赖某个不同凡响的权威人物的更大力量才能生存。

对于区分精神分析与暗示的强调，对后来有关改变机制和首选干预之思想的发展产生了重要的影响。在改变机制方面，强调的重点放在了领悟（insight）和理解（understanding）之上，领悟和理解被认为是具有治病功效的因素，而治疗师所具有的更为人性的特质以及关系因素的影响则没有受到重视。在干预方面，关键的干预是分析师的解释（interpretation），包括向来访者介绍他或她的潜意识方面（来访者仅靠他或她自身是无法获取这些方面的）。建议（advice）、暗示（suggestion）、安慰（reassurance）、鼓励（encouragement）都没有受到重视，因为它们模糊了精神分析追求真理的方面与暗示元素之间的界限，而且，有可能会因为鼓励来访者依赖于分析师而损害来访者的自主性。

阻抗

弗洛伊德自然而然地发现，他的来访者并非总能遵循他的指导进行自由联想。这就导致了阻抗（resistance）这个概念的发展，最初，阻抗这一概念被界定为：来访者不愿意或没有能力以规定的方式与治疗师合作。弗洛伊德最初处理阻抗的方式是，利用他作为医生的权威，鼓励来访者克服他们的阻抗，脑子里想到什么就说什么，不要去管自己的自我稽查倾向。随后，他和其他的分析师也开始相信，对阻抗的治疗探索本身就是一项非常重要的治疗任务。

移情

弗洛伊德思想持续演进的第三个重要阶段是移情（transference）概念的发展。弗洛伊德观察到，他的来访者常常以他们回忆中看待童年期重要人物——尤其是他们的父母——的方式以及与这些重要人物发生关联的方式，来看待他，并与他发生关联。因此，他开始推测，这些来访者是将过去的某个模板"转移"到了当前的情境中。例如，一位来访者的父亲如果很专制，那他就很可能也会认为治疗师是专制的。

一开始，弗洛伊德认为，这种移情对治疗来说是一大阻碍。他推测，移情是一种阻抗形式，导致个体记不住创伤性经验。他的想法是，来访者会在治疗情境中表演出先前的关系，而不是记住这种关系。不过，随着时间的推移，弗洛伊德逐渐清楚地看到，移情的发展是精神分析过程不可或缺的一部分。通过从某种意义上在分析关系中再现过去的关系，来访者为治疗师提供了机会来帮助他或她理解过去的关系如何以一种情绪即时的方式对当前的体验产生影响。这种对移情之潜在价值的概念化为下面这种观念提供了额外的正当理由，即治疗师需保持一种中立的、不卷入的姿态。于是，便出现了这样一种观念，即通过保持某种程度的匿名性（即，通过不告诉来访者任何有关治疗师自身生活或个人反映的信息，来保持这种匿名性），分析师便可以起到某种模糊刺激或黑屏的作用，而这可以促进移情的发展，并降低移情因治疗师的现实特征而发生歪曲的可能性。

引诱理论的抛弃

弗洛伊德思想演进过程中的另一个关键阶段是他的信念的转变，他起初认为性创伤始终是各种心理问题的根源，后来，他转而强调幻想与本能驱力的作用。最终，他放弃了认为所有来访者在早年都曾遭遇性虐待的理论，转而提出了有关早年性欲和本能驱力的理论。与他那个时代的性欲研究者［如哈夫洛克·埃利斯（Havelock Ellis）、阿尔伯特·莫尔（Albert Moll）等］的发现一致，弗洛伊德开始相信，与常识所认为的早年是一个性无知时期的观点不同，儿童事实上从出生伊始便能体验到性感受（或者至少是性发育或成熟之前的感受），而且这些感受源于本能（Makari，2008）。弗洛伊德逐渐相信，这些性发育或成熟之前的感受通常会导致儿童产生与成人发生性接触的幻想。随着儿童日渐成熟，这些幻想被排出了记忆并压抑了下去，因为儿童体验到这些幻想的威胁性太大了。

弗洛伊德推测，通常情况下，有关性创伤的记忆事实上是以早年性幻想（而不是真实的性创伤）为基础重构记忆的产物。尽管弗洛伊德并不认为真实的性虐待或性创伤绝非神经症问题的根源，但他确实不再那么强调它们，也不再将它们视为所有神经症问题的无所不在的核心所在。

从当代的观点（反映了当前心理学中一直存在的有关恢复的性虐待记忆之真实性的争议）看，这一从引诱理论到强调潜意识幻想的转变是有争议的。鉴于当前人们已经认识到，儿童遭受性虐待的情况比人们曾经认为的要常见得多，因此，许多批评者认为，弗洛伊德将强调的重点从引诱理论转变为驱力理论这一做法尤其成问题。此外，弗洛伊德越来越强调内源性驱力（endogenous drives）在情绪问题发展过程中所发挥的作用，结果，忽视了环境因素（如，养育的特质）在这个发展过程中所起到的作用。尽管许多精神分析理论后来矫正了这种忽视，但它依然是一些精神分析思想流派的特征。

结构理论的发展

1923年，弗洛伊德发表了《自我与本我》（*The Ego and the Id*），这篇文章为后来大家都熟知的结构理论（structural theory）奠定了基础（S. Freud, 1923/1961）。在这篇文章中，他区分了三个不同的心理结构：本我、自我、超我。本我（id）是心理中从出生伊始便存在的以本能为基础的方面。本我追求的是本能需要的即时满足，不考虑即时情境之现实的现实性要求。自我（ego）逐渐从本我中产生，其功能代表的是现实的要求。在这个模式中，自我所发挥的作用是使得个体能够适应现实的要求。因此，它从本质上说比本我更为理性。本我追求的是性本能的即时满足，而自我通常会考虑情境是否适合于满足个体的本能欲望，而且，它还能使个体延迟本能需要的满足，或者找到一些方法来以社会可接受的方式释放本能需要（例如，巧妙地引诱性欲望的对象，或者将个体的性欲望引向更为合适的方向）。

超我（superego）是通过社会价值观与社会规范的内化而产生的心理结构。超我的有些方面是可以意识到的，有些方面则意识不到。自我的一个重要功能在于调节本我与超我之间的需要。出于一些原因（我在此处就不详细阐明这些原因了），超我常常过于严厉、要求过高，可能会导致自我破坏性的内疚感受，并对个体自身的本能需要和欲望持一种惩罚性、排斥性的立场。传统上，精神分析的目标之一是帮助个体更清楚地觉察到自身超我所具有的过于严厉的本质，这样他就不会对自己持那么严厉的自我惩罚态度了。

当本能欲望（这些欲望在潜意识中被体验为很危险，因为它们往往与超我的要求不相容）开始出现，自我就会因它们的出现而感到非常焦虑。这种焦虑会引发自我采用各种心理过程来阻止这些欲望、幻想以及相关的感受进入意识范围。这些心理过程通常被称为防御（defenses），我将在后面对此作详细的讨论。从这一结构观点得出的一个基本前提假设是，在个体的本能欲望与对这些欲望的防御之间一直存在着一种动态的张力。当这种张力或冲突以一种相对健康的方式得到了控制，那么，个体便能充分地觉察到自己的需要、欲望以及这些需要和欲望所引发的焦虑，这样他便能够以一种建设性、适应性的方式来调节这种张力。不过，若以一种适应不良的方式来解决这种冲突，那么，各种形式的精神病理症状就会出现。

弗洛伊德之外的精神分析

到 1939 年弗洛伊德去世时，在许多不同国家和文化传统中进行创作的一些创新理论家的影响之下，开始出现了几种不同的精神分析传统。在这个部分，我将简要地回顾一下其中的一些传统，包括自我心理学、克莱因与后克莱因理论、客体关系理论、人际精神分析、关系精神分析以及拉康的精神分析。

自我心理学在英国和美国的发展

弗洛伊德的结构理论及其思想中的一些理论发展，最终导致了一个重要精神分析传统的产生，即后来大家都熟知的自我心理学（ego psychology）。自我心理学传统的非官方领导人是弗洛伊德的女儿安娜·弗洛伊德（Anna Freud），她于 1938 年跟随父亲一起来到了伦敦，第二年，她父亲去世。在诸如安娜·弗洛伊德（1936）、威廉·赖希（Wilhelm Reich，1941）、奥托·费尼切尔（Otto Fenichel，1945）等精神分析学家的影响下，自我心理学思想中出现了一条重要的主线，强调在试图探索潜意识驱力、幻想或欲望之前，需要先理解和探索自我的防御功能。此种实践的理论基础是这样一种假设，即只要来访者当前适应不良的防御机能模式保持不变，任何想要探索和释放潜意识的本能冲动、欲望等的尝试都只能是徒劳。其原因在于，最初导致这些欲望被埋葬进潜意识之中的那些元素依然完好无损。

在美国，欧洲移民海因茨·哈特曼（Heinz Hartman，1964）成了自我心理学另一派的关键人物之一，这个派系尤其感兴趣于扩展精神分析的领域，使其超出心理治疗传统，成为一种更为一般的心理发展与心理机能的理论。哈特曼和他的同事对于自我的适应性方面，以及探究自我帮助个体适应现实的各种方法特别感兴趣。在北美，自我心理学成了精神分析中占支配地位的传统。在 20 世纪 40 年代、50 年代以及 60 年代早期自我心理学的鼎盛时期，任何偏离主流自我心理学太远的理论发展或技术发展都会面临被归为异端邪教的危险，而这些发展的支持者也会面临被主流精神分析边缘化的危险。

当时一些最为重要的、临床方面相关的美国精神分析作品出自纽约精神分析研究所（New York Psychoanalytic Institute），雅各布·阿洛（Jacob Arlow）与查尔斯·布伦纳（Charles Brenner）所综合和阐释的观点尤其清楚明确（例如，Arlow & Brenner，1964）。与海因茨·哈特曼（他感兴趣于将精神分析发展成为一种普通心理学）不同，与埃里克·埃里克森（Erik Erikson，1950，他对于诸如同一性发展过程这样的主题特别感兴趣）也不同，阿洛和布伦纳（1964）强调的是：内心冲突普遍存在于个体机能的所有方面。例如，哈特曼认为，自我的某些方面在相当大的程度上独立于本我，它们是完全理性、没有冲突的，但阿洛和布伦纳（1964）却认为，我们必须将个体机能的所有方面都理解为是潜在潜意识的、以本能为基础的欲望与对这些欲望的防御之间的折中妥协。

克莱因传统与客体关系理论在英国的发展

第二个主要的精神分析传统产生自弗洛伊德一些更为成熟的思想，这个传统即后来人们所熟知的客体关系理论（object relations theory）。1938 年，当安娜·弗洛伊德和她的父亲到达伦敦时，那里已经存在一个非常有影响力的英国精神分析流派，这个流派的领导者是一位奥地利移民梅兰妮·克莱因（Melanie Klein, 1882—1960）。克莱因曾接受弗洛伊德的亲密同事桑多尔·费伦奇（Sandor Ferenczi, 1873—1933）和卡尔·亚伯拉罕（Karl Abraham, 1949）的分析，她于 1926 年移居到了伦敦。起初，作为一位儿童分析学家，克莱因对于理解母婴之间的早期关系特别感兴趣，她提出了一种理论思路，为理解心理成熟包括一个发展有关我们与重要他人之关系的内部表象过程的方式奠定了基础。克莱因的思想也为精神分析后来的理论发展奠定了基础，这些理论发展认为，人类从根本上说是生活在人际关系之中的生物，每个人都拥有以系统发生为基础的与母亲及其他人之间的关系。

客体关系理论非常强调我们有关自己与重要他人之间关系的内部表象对我们感知关系的方式、选择伴侣与朋友的方式、塑造与他人之间关系的方式所产生的影响。这些内部表象通常被称为内部客体（internal objects）或内部客体关系（internal object relations）。许多有关内部客体或内部客体关系发展过程［这个过程通常被称为内化（internalization）］的作品，尽管从临床方面看非常丰富，但概念上往往相当复杂，而且有可能含糊不清，难以理解（Eagle,

1984; Schafer, 1968）。由于存在与此种文献相关的概念问题, 因此, 研究者对内化（产生自依恋理论）的概念化越来越感兴趣。依恋理论（attachment theory）的开创者约翰·鲍尔比（John Bowlby, 1907—1990）是一位英国的精神分析学家和精神病学家, 他对于研究儿童发展特别感兴趣。在本书的后面部分, 我将详细描述鲍尔比的内化模式。源自依恋理论的内化概念与客体理论家的思想之间的一个主要区别是, 源自依恋理论与发展研究的模式往往假定内在工作模式（internal working models）的基础是婴儿与重要他人之间所发生的真实互动的表象。相反, 客体关系理论则认为, 内在模式是通过结合这些潜意识欲望、幻想的真实经验与其他并非以现实为基础的内心过程而形成的。

安娜·弗洛伊德一到伦敦, 便开始建立属于她自己的势力范围, 克莱因传统与弗洛伊德传统之间的理论争议变得越来越激烈和尖锐, 威胁到了相对较新的英国精神分析学会（British Psychoanalytic Society）的生存。在一系列所谓的"争议性的讨论"中, 弗洛伊德传统的支持者批判了克莱因传统的许多重要观点。这些讨论围绕着对克莱因传统的根本假设（如, 详尽阐述潜意识幻想的程度可以归结到婴儿身上, 克莱因传统倾向于强调对儿童来访者和成人来访者的深层潜意识幻想进行解释, 不强调对与来访者有意识之觉察更为接近的防御进行适当的探索）的批判而展开。这些讨论（或者, 更为确切地说, 这些激烈的争论）最终导致克莱因思想与弗洛伊德思想都作了更进一步的澄清。

弗洛伊德派与克莱因派之间达成了一份所谓的君子协定，双方一致同意：这两个传统共存于英国精神分析学会内。在整个20世纪40年代和50年代，克莱因和她的追随者（他们对于困难的、阻抗治疗的案例尤其感兴趣）进行了一些更具创新性的理论工作和技术工作。这个时期还出现了一些更为著名的克莱因派的分析学家，其中包括汉娜·西格尔（Hannah Segal）、赫伯特·罗森费尔德（Herbert Rosenfeld）、琼·里维耶（Joan Riviere）、苏珊·伊萨克斯（Susan Isaacs）、艾斯特·比克（Esther Bick）、威尔弗雷德·拜昂（Wilfred Bion）等理论家（有关评论，可参见如 Sayers，2001）。

英国精神分析学会中还出现了第三个团体的精神分析理论家，他们是一些既受到弗洛伊德思想影响又受到克莱因思想影响，但不愿意从政治上正式地加盟其中一个传统的分析学家。这些分析学家［他们就是后来人们熟知的英国独立学派（British Independents）或中间团体（the Middle Group）］包括诸如罗纳德·费尔贝恩（Ronald Fairbairn）、迈克尔·巴林特（Michael Balint）、唐纳德·温尼克特（Donald Winnicott）、丽恩·米尔纳（Marion Milner）、马苏德·汉（Masud Khan）、约翰·鲍尔比等理论家（有关英国独立学派的出色研究，可参见 Rayner，1991）。与这些中间团体分析学家的研究相关的一些关键特质在于：强调自发性、创造性、治疗师灵活性的重要性，以及给来访者提供一个支持性、滋养性环境的价值。克莱因传统与中间团体传统的许多发展，后来都被同化进了美国精神分析的最新发展中。尤其是温尼克特（1958，1965），对许多当代的北美精神分析学家（他们重点强调的是创造性、自发性和真实可靠性）来说，是一个重要的启发他们灵感的人物。约翰·鲍尔比的工作产生了依恋理论与研究这一极其丰富的领域。还有一个人也值得一提，那就是桑多尔·费伦奇，他间接地影响并预期到了美国精神分析的一些新近发展，他通过他的学生迈克尔·巴林特对英国独立学派的思想产生了重要的影响。

不同的客体关系理论家（例如，Fairbairn，1952,1994；Klein，1955，2002a，1975/2002b）有不同的内化模式。例如，克莱因的理论认为，内部客体产生自真实经验与源自本能之潜意识幻想之间的互动。在她看来，人生来就拥有以本能为基础的激情，这种激情与爱和攻击性都相关，而这些爱、攻击性与关于和他人之关系的潜意识幻想和意象相关。与这些本能相关的潜意识幻想存在于与他人的任何真实接触之前，充当感知他人的脚手架。

在克莱因的思想中，基于本能的攻击性发挥了特别重要的作用。她认为，婴儿将其自身的攻击性体验为是无法忍受的。因此，他们需要做这样的幻想，即这种攻击性源自于他人（在克莱因的思想中，这个他人通常指的是母亲），而不是源自于他自己。克莱因用投射认同（projective identification）这个术语来指个体将源自于自己内心的感受体验为源自于他人的内心过程。这些有关具有攻击性、迫害性他人［克莱因称之为内部客体（internal objects）］的潜意识幻想是婴儿内心世界的一部分。因此，这些具有攻击性的"坏"内部客体给婴儿有关重要他人的感知涂上了某种色彩，他们常常将其视为危险的、想要害人的。

为了在某种程度上保持这样一种知觉，即他人有可能是好的，可能并不会害人，婴儿潜意识地将有关他人或内部客体的意象分成了两个方面，即好的方面和坏的方面。因此，好的方面能够与坏的方面分离开来，不会被坏的方面玷污。随着时间的推移，由于儿童在认知和情绪方面均已成熟，而且，他们还不断接触现实的重要他人，因此，他们开始能够将好的客体与坏的客体整合成一个完整的客体，并再次承认攻击性源于自身。克莱因并不是一位系统的理论家。她的大多数作品都让人有这样一种感觉，即她试图将从多年临床经验中所获得的认识用文字表达出来，不会轻易为了达到明确的概念阐释而有任何屈服。

费尔贝恩的理论认为，当个体由于找不到照看者、照看者让其感到受挫或者使其受到创伤而从外在现实退缩，并创造某种类型的内部现实来加以替代时，内部客体就会建立。在费尔贝恩看来，只要个体感到与现实中重要他人的关系不能令人满意，就会专注于一些幻想的关系，而且，这些关系会潜意识地表现出来。这些幻想的关系是自我经验的重要基础，因为只有在与他人的关系（不管这些关系是幻想的关系还是现实的关系）中，才能体验到自我。从费尔贝恩的观点出发，问题在于：这些想要通过发展与重要他人的幻想关系（不是真实的关系）来控制他们的防御性尝试，最终只能取得部分成功。其原因在于，重要他人的剥夺性方面或创伤性方面（为潜意识幻想或内部客体提供了原材料）最终将不可避免地成为内在结构或发展出来的持久性心理组织的一部分。

北美的精神分析多元化运动

正如前面已经提到的，不同于英国的体系（英国的体系正式地将三种不同精神分析传统的存在制度化，如果不一定要用和谐之类的术语的话，我们可以说，这三种传统在某种程度上是平等共存的），美国的体系只正式承认一种精神分析传统的存在：自我心理学。美国的自我心理学家总体来说对英国的客体关系理论并不熟悉，而且，美国的理论家偏离主流自我心理学太远，以至于他们要么主动离开美国精神分析学会，要么被迫退出美国精神分析学会，开创他们自己的思想流派。这些思想流派对主流美国精神分析的影响，如果有的话，也非常有限。

其中一个非常著名的标新立异者是哈里·斯塔克·沙利文（Harry Stack Sullivan，1892—1949），他是一位出生于美国的精神病学家，反对传统，从未接受过任何正规的精神分析培训。沙利文（例如，1953）发展出了他自己的精神分析取向的精神病学模式，这个模式受到了芝加哥社会学派（Chicago School of Sociology）和符号互动思想（symbolic interactionist thinking）中出现的某种社会场域理论（social field theory）的强烈影响。与弗洛伊德不同，沙利文的理论认为，与他人发生关联的需要是最为根本的人类动机，他的思想剥夺了性欲作用的特殊地位。他还认为，离开了个体与他人的关系背景，我们就不可能理解这个个体，他还将这一原理延伸到了治疗关系中。与主流精神分析学家的观点不同，沙利文认为，对于治疗关系中所发生的一切事情，都需要根据来访者和治疗师双方不断的互动（而非仅仅根据来访者的心理或移情）来进行理解。尽管沙利文发表、出版的作品甚少（他的大多数著作都是在他死后才出版的演讲稿），但他对美国精神病学家的培训产生了某种形成性影响（主要是通过他的演讲和督导）。

沙利文是另一位生于美国的精神病学家克拉拉·汤普森（Clara Thompson）的朋友，从某种程度上也可以说是他的良师（1957）。在沙利文的鼓励下，汤普森去了欧洲，寻求接受桑多尔·费伦奇的培训，费伦奇以自己的方式，在他更为成熟的研究工作中朝着更强调人际关系的观点转变。沙利文和汤普森最终与埃里希·弗洛姆（Erich Fromm）建立了联盟。弗洛姆是一位出生于欧洲的精神分析学家，他接受过精神分析培训，有社会学背景，他对于将精神分析与社会学思想即政治思想整合到一起很感兴趣。此外，随着时间的推移，他逐渐将人本主义的观点和存在主义的观点整合进了他的思想中（例如，Fromm，1941）。弗洛姆的观点相当强调治疗关系中真诚人际会面的重要性。

1946年，沙利文、汤普森、弗洛姆在纽约创立了威廉·阿兰森·怀特研究所（William Alanson White Institute）。这个怀特研究所后来成了美国人际精神分析最为重要的中心。因此，人际分析的发展受到了其三位合作创办者的不同兴趣和敏感性的综合影响。虽然这个传统被主流的美国精神分析忽略了，但它不断发展，保持活力，成了一个重要的思想传统，最终，到了20世纪80年代和90年代，对主流的美国精神分析产生了重要影响。

在北美朝着更为多元化观点发展的运动中，另一个发挥了重要作用的重要人物是海因茨·科胡特（Heinz Kohut，1984）。科胡特是一位欧洲移民，1939年，他在维也纳完成了医学培训，接着很快就去了芝加哥，并在那里完成了精神病学实习培训和正规的精神分析培训。有几年的时间，科胡特曾是一位很受尊敬的主流自我心理学家。不过，随着他的思想及临床工作的发展，他对于治疗自恋患者产生了特别浓厚的兴趣，而且，随着时间的推移，他的理论阐释越来越偏离主流的精神分析思想。科胡特对于理解个体发展出一种内聚性自我感、一种内在活力体验、一种自尊能力的过程尤其感兴趣。他越来越强调治疗师的共情姿态（empathy stance）本身作为一种改变机制的重要性，以及这个过程在修补治疗关系之裂缝（这些裂缝是由于治疗师在共情方面不可避免的疏忽而导致的）方面的重要性。

科胡特并没有将关注的焦点集中于发展适应性的妥协形成（compromise formation），而是对帮助来访者发展出一种内聚性自我感、一种内在活力感并做出有意义的生活规划产生了越来越浓厚的兴趣。这种对于将内在空虚感转变为活力感与真诚感的强调，反映了重要的英国中间学派理论家（如迈克尔·巴林特、唐纳德·温尼克特等）研究工作中的重要发展。最后，科胡特脱离了主流，创立了自体心理学（self psychology）传统。

关系精神分析（relational psychoanalysis）的发展是一体化精神分析观点（这种观点在 20 世纪 50 年代和 60 年代早期支配了美国的精神分析）最终分裂的另一个重要阶段。杰伊·格林伯格（Jay Greenberg）和斯蒂芬·米切尔（Stephen Mitchell）（1983）的著作《精神分析理论中的客体关系》（*Object Relations in Psychoanalytic Theory*）的出版，使得当时已经出现的各种发展形成了，并促进了一种新范式的出现。本书对美国和英国的不同精神分析理论家的研究进行了广泛的学术分析和批判。它为图式化不同的重要精神分析理论家之间的关系，以及理解导致其发展出不同取向的思想因素与社会政治因素提供了一个独特的框架。格林伯格和米切尔（1983）提出，我们可以将整个精神分析史理解为：不同的理论家试图发展出一种关于动机和机能的人际关系模式，他们没有抛弃弗洛伊德的动机模式（其基础是他的驱力理论）。

格林伯格和米切尔的著作实现了一些目标。第一，它通过将沙利文试图完成的理论目标与其他更为"合法的"理论家［例如，海因茨·哈特曼、伊迪丝·雅各布森（Edith Jacobson）、玛格丽特·玛勒（Margaret Mahler）、奥托·克恩伯格（Otto Kernberg）］试图完成的目标作一对比，确立了美国人际精神分析传统在主流精神分析传统中的合理地位。通过证明许多不同的理论家（包括沙利文在内）都试图详细阐释精神分析的人际关系方面（弗洛伊德的思想中也暗含了这一点，只不过没有以一种在理论方面系统的、条理分明的方式对其加以概念化），本书的作者为将人际理论中出现的一些洞见整合进主流精神分析铺平了道路。与此相关，他们将沙利文的人际观点介绍给了很多自我心理学家，他们大多数人对沙利文的人际观点都不甚熟悉。同样重要的一点是，他们还开始向人际分析学家和美国自我心理学家介绍英国客体关系理论家（如克莱因、费尔贝恩、温尼克特等）的创新性工作。

欧洲与拉丁美洲的克莱因传统、后克莱因传统

本书大部分内容主要关注的是精神分析思想中迄今为止对美国精神分析传统产生最大影响的一些发展。不过，如果我提都不提另外两个发展（这两个发展在世界上其他地区产生了显著的影响，而且，正日益影响美国的精神分析），那我就太马虎了。对于第一个发展，我们可以称之为克莱因思想与后克莱因思想。欧洲和拉丁美洲很多地区的创新性思想家都以克莱因思想为基础，以各种创新的、临床上有用的方式进行了创新。尤其需要注意的是克莱因传统或新克莱因传统对仔细的即时监督程度（基于这个程度的监督，来访者可以建设性地利用治疗师的干预）的强调，此外，这些传统还强调来访者有关坏（badness）、不恰当（inadequacy）的感受，以及其对治疗师明显的善良慷慨的妒忌，在他或她自己无力建设性地利用治疗干预的过程中可能发挥的作用（例如，Joseph，1989）。拉丁美洲和欧洲大陆极其有影响的克莱因传统理论家和后克莱因传统理

论家包括海因里希·拉克尔（Heinrich Racker）、威利·巴朗赫和玛德琳·巴朗赫（Willi and Madeline Baranger）、利昂·格林贝格（Leon Grinberg）、奥拉西奥·埃切戈廷（Horacio Etchegoyen）、伊格纳西奥·马特-布兰科（Ignacio Matte-Blanco）以及安东尼奥·费罗（Antonino Ferro）（比较，Etchegoyen，1991；Ferro，2002）。这些理论家中有许多人也受到了著名的后克莱因传统分析学家威尔弗雷德·拜昂（Wilfred Bion）的深远影响（1970）。

拉康理论

最后一个精神分析传统是拉康理论与后拉康理论。这个传统起源于法国精神分析学家雅克·拉康（Jacques Lacan，1901—1981）的研究工作，在法国精神分析的发展中发挥了关键的作用。它在拉丁美洲（尤其是在阿根廷）也已经变得越来越有影响力，而且对欧洲大陆的精神分析产生了重要影响，对英国精神分析的影响也越来越大。在美国，传统上，拉康分析的影响通常仅限于文学评论、人文学科、女性主义思想这些领域。不过，拉康的概念正不断进入美国的临床精神分析。众所周知，拉康的理论很难理解，其部分原因在于：他的思想是在法国理智传统的背景下产生的，而从盎格鲁—美国思想传统出发，是很难理解其文体风格的。

拉康（1975/1988a，1978/1988b）对美国的自我心理学传统持极端的批评态度，他认为美国的自我心理学违背了弗洛伊德最为根本、最为重要的有关潜意识过程之重要性以及强调习俗性与适应社会之重要性的洞见。与强调自我之适应性方面的美国自我心理学家不同，拉康认为，自我［即，个体的"我"（I）感］是一种幻觉。在拉康看来，我们的同一性或"我"感（sense of "I-ness"）是将自我错误地等同于他人的欲望而形成的。我们在早年试图满足他人的欲望（最初是母亲的欲望）时，这种情况就开始出现了；换种表达，我们可以说，我们是通过建构一种用来满足父母之需要和幻想的同一性，从而形成了关于我们自己是谁的感觉。不过，与温尼克特不同（或者，就这一点而言，与人本主义心理治疗师不同），拉康并不认为存在一个等着被发现的真实自我（构成了我们所体验到的虚幻的"我"感的基础）。相反，存在的只有空虚（emptiness）或拉康所谓的缺失（lack）———种根本的与自我疏离感。这种根本的疏离体验或缺失体验有多种根源。其中最为重要的一个根源是：没有语言这种媒介，我们就不能用符号表现或传达自己的体验。但是，正是这个用语言符号来表现自身体验的过程，却歪曲了这种体验，并导致了疏离体验的出现。

　　如果不存在一个真实的自我等着个体去发现或揭露，那么，从拉康的观点出发，什么才是治愈的本质呢？我认为，拉康的理论在这一点上含糊不清。一方面，拉康强调真正拥有自己的欲望并与他人的欲望相分离的重要性；另一方面，他却提出，欲望从本质上说是绝不可能得到满足的。因此，在这个层面上，拉康似乎想要表达的是：精神分析的一个目标在于接受这种固有的缺失，并接受这种缺失（有关拉康的一种类似解释，可参见 Moncayo，2008）。

最后，我认为，考虑一下拉康成为法国有影响的人物的文化背景和历史时期也很重要。与北美不同，法国直到 20 世纪 60 年代才开始郑重地对精神分析感兴趣。法国人在 20 世纪 60 年代经历了一次文化革命，这次文化革命的某些方面与美国的文化革命相类似，但其他方面则不同。1968 年 5—6 月，法国发生了一次暴动，学生们夺取了对其学校、大学的控制权，工人们则接管了他们的工厂。在社会主义思想（一直以来，社会主义思想对欧洲的影响要比对北美的影响大）的激励下，这些学生和工人产生了这样一种愿景，即挑战法国中产阶级根深蒂固的等级制度化和官僚结构，并为建立一个新的、自由的、更为进步的社会铺平道路，这个社会中的个体将拥有更大的参与权及民主，而且，个体将获得更大的解放，不受严格界定的社会角色和社会规则的限制。在法国文化生活中，这是一段让人陶醉、让人兴奋的时期，充满了各种可能性。用谢里·特克尔（Sherry Turkle）的话来说：

> 法国的街道上涌动着互相交谈的人们，他们声称在这之前从未相互交谈过。他们谈到自己的性欲、自己对家庭生活和礼节的不满，以及对于更为坦诚的沟通的渴望。作为法国生活很大一部分的等级制度和官僚结构，在此刻，全被抛到了一边。此刻，在他们看来，关于真诚和疏离的问题是真实存在的、刻不容缓的、可触知的（p.64）。

拉康在法国文化中的地位有如一位偶像。他由于彻底挑战了传统的规则，并攻击了精神分析中传统的等级制度而恶名远扬。而且，他强烈提倡有广泛教育背景的人接受精神分析培训，挑战了当时存在的精神分析正统观念以及各种形式的独裁主义。他与著名的法国左翼知识分子（其中许多人都听过他广受欢迎的演讲）的思想结合，也促进了他的知名度。从某种意义上说，法国精神分析兴盛并作为一种进步的革命性力量出现的时间，与美国精神分析发挥一种衰落的保守性文化制度的时间恰好相同。

　　在拉丁美洲，拉康精神分析在政治动乱的氛围中开始作为一种重要的文化力量出现。与法国的情形不一样，像阿根廷、巴西这样的国家此时已经很好地确立了精神分析机构。占支配地位的精神分析学会开始分裂成为保守的、不关心政治的派系，而年轻一代的分析学家觉得，在面对压迫性的独裁政体时采取一种不关心政治或妥协的姿态，是起不到任何防守作用的。拉康传统中的反独裁主义元素和政治方面起颠覆作用的元素，以及它与左翼知识分子圈的联系，在提高其吸引力方面发挥了非常重要的作用。随着 20 世纪 80 年代早期和中期各种独裁政权的倒台，拉康的影响力更大了（Plotkin，2001）。

　　拉康精神分析在打破拉丁美洲传统精神分析学会的霸权地位方面发挥了重要的作用，其方式与美国的自体心理学、关系精神分析等传统一致。最后，同样重要的一点，拉康传统并不强调医学培训和标准化培训课程的重要性，也不强调统一的机构委任程序的重要性，这为广泛得多的潜在的申请接受培训者开启了从事该职业的大门。对于大量在大学里接受培训的心理学家来说，这一点尤其重要，这是因为他们已经拿到了执业资格，并作为一位心理学家执业，但他们没有接受过长期的、美国临床心理学学生通常都要接受的强化培训（Plotkin，2001）。

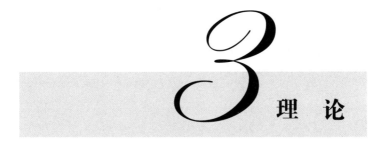

理 论

CHAPTER　THREE

精神分析与精神分析取向治疗的价值观与目标是什么？正如我在前面已经指出的，鉴于精神分析有许多不同的传统，而且，精神分析具有不断发展的性质，因此，对于这个问题，我们不能用一个简单的答案来回答。不过，我将试着阐释不同精神分析传统内所表现出来的一些关键价值观，其中有些价值观相互补充，而有些价值观的存在却与其他的价值观相冲突。

作为一门边缘学科的精神分析

有人把精神分析归为一门医学学科、一门科学、一种解释性或解释学体系，也有人把它归为一种哲学体系，还有人把它归为一种文化批评。虽然弗洛伊德意欲将精神分析确立为一门科学，但许多当代批判家认为，它是一门"失败的科学"（例如，Grunbaum，1984）。同时，当代许多精神分析的支持者也倾向于认为，将精神分析视为一门科学的尝试从一开始就被误导了，而且，更确切地说，我们应该将精神分析概念化为一门解释学或解释性的学科。虽然毫无疑问，许多精神分析概念都没有得到实证验证，而且许多概念在开始的时候无法验证，但是，有许多实证研究是支持大量不同的精神分析概念的（有关其中一些实证文献的评论，可参见，例如，Westen，1998；Westen & Gabbard，1999）。正如我后面将要讨论的，还有大量的研究支持精神分析治疗的有效性，而且这些研究的数量正日益增多（有关这种研究的出色评论，可参见，例如，Shedler，2010；Levy，Ablon，& Kaechele，待出版）。

　　虽然证据正日益增多，但诸如最好应该将精神分析概念化为一门科学还是一门解释学学科这样的争论还是不可避免地将会持续下去。我认为，其原因在于，精神分析存在于许多不同思想学科和科学学科的边缘地带。这种阈限的地位会导致我们在思考精神分析的学科性质时感到混乱，但是这同时也是它充满活力的一个重要根源。

精神分析与美好生活的本质

　　在思考心理治疗的目标时，很重要的一点是要先对心理健康作一些假设。而这些假设不可避免地会受到有关"美好生活"之本质的价值观与信念的影响。不同形式的心理治疗与不同的精神分析传统，对于美好生活的本质，有着不同的假设，言下之意，精神分析的目标也不同。弗洛伊德经常引用的一句话是"精神分析常常将神经症的痛苦转变为日常的不幸"，在有些人看来，这句话反映了一种悲观的生活观点。但我们也可以认为，这句话体现了一种智慧。弗洛伊德认为，从本质上说，生活包含了各种各样的痛苦：疾病、深爱之人与朋友的丧失、失望，还有最终的死亡。不过，重要的是要区分我们所说的存在的痛苦（existential suffering）与自我强加的神经症痛苦（neurotic suffering）。从弗洛伊德的观点看，精神分析的目标之一是帮助人们带着某种程度的镇定、尊严，应对生活中的各种必然性。

正如我在本章后面部分将会详细讨论的，许多当代精神分析学家都强调充满活力地生活这个目标。迪门（Dimen，2010：264）在解释安德鲁·所罗门（Andrew Solomon）的观点时，说："好的治疗恢复的是来访者的活力，而不是幸福"。此外，许多当代精神分析学家还重点突出要挑战对"心理健康"单一的传统界定所具有的潜在压迫性的强调，并代之以对各种不同的在世存在方式的尊重和欣赏，以及对于这种多样性的颂扬（例如，Corbett，2009；Dimen，2010；Harris，2008）。用非常有影响力的英国精神分析学家唐纳德·温尼克特（1958：150）的话来说："如果我们仅仅只是心智健全，那我们其实是非常贫乏的"。

就像库什曼和吉尔福德（Cushman & Gilford，2000）提出的，精神分析在许多方面都违背了我们的文化所特有的许多价值观要求〔这些价值观反映在了诸如管理式医疗系统（managed cure system）、循证治疗运动等发展中〕。在他们看来，管理式医疗系统、循证治疗系统的出现，以及认知—行为传统在卫生保健系统中占据支配地位，都反映了诸如澄清、活力、速度、具体性、实用性、现实性、功效、系统化、连贯性、独立性、自我责任等价值观。

相反，精神分析看重的维度往往是复杂性、深度、细微差别、耐心等。这种对于耐心、接纳以及允许事情以其自身方式展现的强调，可以追溯到弗洛伊德早期思想的一些方面，这是精神分析中一条重要的主线，不同的精神分析传统以不同的方式对它进行了表达。弗洛伊德告诫分析学家，"furor sanandi"（对于治愈的过分狂热）有可能会干扰治疗师采取一种耐心、接纳的态度（要想真正地帮助来访者，就必须有这种态度）的能力。威尔弗雷德·拜昂（Wilfred Bion，1970：57）就因为谈论过"不带任何记忆或欲望"地处理每次面询以允许"情绪事实"发生的重要性而闻名。

　　这种观点的消极面在于，它可能会导致永无休止的分析，伍迪·艾伦（Woody Allen）的电影中以漫画的手法描绘了这一点，而且，来访者也有充分的理由担忧这一点。事实上，一些非常著名的分析学家曾提出，这种态度在绝大多数情况下可能会导致治疗师无法抓住那个对来访者真正有帮助的问题，这也是导致精神分析受欢迎程度下降的原因之一（Renik，2006）。另一方面，这种强调还体现了一种智慧，这种智慧可以用作一种很有价值的矫正手段，矫正当代西方高估我们自身的个体效能与掌控能力的倾向，而且，这种倾向会让我们认识不到自身"一切"能力的局限。

复杂性、不确定性与好奇心

　　精神分析往往持这样一种观点，即从根本的水平上说，人类是复杂的生物，他们的经验与行为常常是多种意识因素与潜意识因素（这些因素常常是相互冲突的），以及社会力量、文化力量塑造而成。与此相关的是一种对于忍受不确定之重要性的强调。精神分析思想认为，鉴于人类经验的复杂性，治疗过程必定存在一种根本的不确定性。这种不确定感使得治疗师难以理解来访者内心所发生的事情以及治疗过程中所发生的一切。这种情况可能会让新手治疗师感到相当焦虑，因为新手治疗师通常希望自己能够以一种确定方式感觉到自己能够理解来访者内心所发生的事情以及治疗过程中所发生的一切，并有明确的实践指导原则。这种根本的不确定性的积极面在于使治疗师产生了一种真正的好奇心：想要看到这个过程的出现，并允许自己的理解随着时间的推移而展现、发展（McWilliams，2004）。这一点可能与对于人性之复杂性以及在面对终极的不可知事物时产生的谦卑感的真正尊重有关。

诚实的伦理

弗洛伊德相信去除个体的幻想并逐渐接受生命中各种必然的重要性。他认为，自我欺骗无所不在，而且，他非常重视自我反省与追求真理（这是从寻求个体的真实动机这个意义上说的）的过程。从某种意义上，我们可以说，精神分析与一种诚实的伦理是联系在一起的（例如，McWilliams，2004；M. G. Thompson，2004）。这种伦理鼓励来访者尽可能真实地面对他们自己的动机，而且，这种伦理也希望治疗师保有这种诚实。

一旦我们接受了潜意识动机这个观念，那就等于我们承认了我们所有人在某个层面上都不认识我们自己。我们就会开始看到，我们治疗师与来访者一样，也容易自我欺骗。接受督导的受训者常常会发现，他们因为一些他们完全没有意识到的感受（例如，竞争性、不安全感、恼怒、控制欲望）而正以某种方式干扰了面询，而且，我们对于自己作为咨询师为什么要做出这样的行为的理性理解或理论性理解，通常只是整个故事或真相背后的合理理由的一部分。

因此，对治疗师来说，从精神分析的观点进行心理治疗不可避免地会涉及一个不断进行的自我发现与个人成长过程。如果治疗师不愿意以一种持续的方式探索自己在治疗关系中发生之情形方面所发挥的作用，如果治疗师不愿意反省为什么我们在某次特定的面询中会有如此的表现，那么，我们就很难治疗来访者，尤其是具有挑战性的来访者。许多当代精神分析学家都认为，在许多成功的治疗案例中，来访者和治疗师都发生了改变。所以说，从业精神分析并不适合于胆小者。

寻求意义、活力与真诚

弗洛伊德强调，首先要意识到我们非理性的、基于本能之上的欲望，然后通过我们的理性能力去将它们抛弃或驯服。精神分析思想（尤其是北美的精神分析思想）目标的一个重要转变在于，强调创造意义与使自我恢复元气的重要性。这种转变可能有一部分是不断改变的文化环境与历史环境所导致的结果。文化敏感性方面的这种转变与从弗洛伊德时代到我们这个时代文化图景方面的重要转变相对应。精神分析诞生于个人主义变得越来越明显的时代。在弗洛伊德时代的维多利亚文化中，自我被视为危险的，而且，强调的重点放在了自我掌控和自我控制上（Cushman，1995）。在过去的一个世纪里，个人主义文化继续不断地发展，个体变得越来越脱离群体。这是一把双刃剑。一方面，当代文化中的人个性越强，就越少被群体活动所带来的窒息感影响；另一方面，他或她就会与意义感和幸福感隔绝（这种意义感和幸福感很可能是由于融入了一个更大的群体而产生的）。

传统上将人们结合到一起并赋予生命意义的整个信念与价值观网络的瓦解，导致了菲利普·库什曼（Philip Cushman，1995）所谓的空虚自我（empty self）的出现。这种空虚自我往往将传统的缺乏、共同体和共同意义体验为一种内心的空洞；一种个人信念与价值的缺乏；一种习惯性的、未分化的情绪饥渴。因此，在当代的西方文化中，相比于性本能与文化习俗之间的冲突，心理冲突更可能包括一种对意义的寻求和一种对亲密的、富有意义的关系的渴望（S. A. Mitchell，1993；Safran，2003）。

这种对意义的寻求往往与个体化过程联系在一起——个体化过程指的是发现并确定自己真正相信的东西的过程，而不仅仅是接受大家一致认同的社会价值观。哲学家和历史学家告诉我们，真诚（authenticity）是一个相对较新的概念，出现于 18 世纪的欧洲（Guignon，2004；Taylor，1992）。这个概念的出现与浪漫主义文化的兴起有关。我们可以将浪漫主义运动理解为是对启蒙运动的反击。它试图恢复随着现代性的兴起而丧失的统一感和整体感。浪漫主义运动坚持认为，真理既不是通过科学探究而发现，也不是通过逻辑推理而发现，而是通过沉浸于个体最深的情感之中而发现的。

浪漫主义运动中存在一种对社会的不信任，同时绝对相信存在一个内在的、与自然相和谐的"真实自我"。传统的社会仪式被视为虚假的、空洞的，而且，有可能会扼杀真诚。与这种敏感性相一致，当代精神分析思想中有一条重要的主线将治疗师对来访者作出的真诚反应看作改变过程中的一个重要元素。治疗师对来访者此刻的需要自然地或即兴地作出反应的能力常常会被视为一种潜在的矫正方法，用来矫正社会仪式和人们生活中的顺从所产生的使人失去活力的效应（例如，Ringstrom，2007；Stern et al，1998）。欧文·霍夫曼（Irwin Hoffman）令人信服地提出，重要的是，不要在损失仪式的情况下强调自发性的重要性，反之亦然。相反，他赞成以辩证的眼光看待仪式与治疗过程之自发性之间的相互作用的重要性。详细地讨论霍夫曼的观点超出了本书的范围，不过，感兴趣的读者可以阅读霍夫曼的作品（1998）。

行动反思与技术理性

在心理治疗领域越来越强调发展循证实践（evidence-based practices，这种实践可以用一种标准化方式进行）之重要性的时代，当代精神分析思想中出现了一个重要的趋势：强调每一次治疗会心的独特性，以及发展"标准化"干预或干预原则的不可能性。专业知识包括"通过运用科学理论与技术来进行严密的工具性问题解决"这一观念，被舍恩（Schon，1983：21）称为技术理性（technical rationality）。有趣的是，舍恩（1983）与其他研究老手与新手之间

问题解决风格之差异的研究者（例如，Dreyfus & Dreyfus，1986）
都发现，很多学科领域技能熟练的从业者（音乐家、建筑师、工程
师、管理者、心理治疗师）通常都不会以一种与这个技术理性模式
相一致的方式来解决问题；相反，他们采用的是舍恩所谓的行动反
思（reflection-in-action）的过程。这个过程指的是以一种快速、整体、
缄默（至少部分是这样）的方式对不断发展的情境进行不间断的评
估。它涉及与相关情境的反省性交谈，这种情境允许个体根据不断
的反馈修正自己的理解与行为。

　　越来越多的当代精神分析思想家提出，相比于技术理性模式，
行动反思这个概念提供了一个更好的框架来概念化技能娴熟的治
疗师的治疗活动（Aron，1999；Hoffman，2009；Safran & Muran，
2000）。治疗师再也不用期待有一套统一的、普遍的原理来指导他
的行为。相反，摆在他面前的有多种理论观点，他可以用这些理论
观点来帮助他自己反省在这个特定的时刻、面对这个特定的来访者，
做出这样的行为才是最好的。源自于理论的任何指导原则最终都必
将与治疗师自身最低限度的主观性整合到一起（Renik，1993），
并与来访者独特的主观性整合到一起，这样才能找到一种在那个特
定时刻起促进作用的存在方式。

关键概念

在这个部分，我列出了精神分析思想中的一些主要概念。这些概念中大多数（如果不是全部的话）都是随着时间的推移而产生的。而且，虽然其中一些概念起源于早期的精神分析思想，但其他概念则出现于精神分析理论发展的后期阶段。

潜意识

潜意识（the unconscious）是精神分析理论的核心概念。精神分析的概念化随着时间的推移而不断地发展，目前，不同的精神分析流派强调不同的潜意识模式。弗洛伊德最初的潜意识模式认为，一些记忆及相关的情感之所以被踢出意识领域，是因为它们对个体的威胁性太大。

随着弗洛伊德有关潜意识的思想的发展，他开始区分出两条不同的有关心理机能的原理（这两条原理总是同时发生）：继发过程与原发过程。继发过程（secondary process）与意识有关，它是理性的反省性思维的基础。它通常合乎逻辑，有次序、有规则。原发过程（primary process）通常在潜意识水平发挥作用，从本质而言，它比继发过程更为原始。在原发过程中，过去、现在、未来之间没有什么区别。不同的感受和体验可能会融合到一起，成为一个意象或象征，不同的感受可能会以隐喻的方式来表达，而且，不同的人的身份也可能会混合到一起。原发过程的"语言"操作通常与继发过程或意识的理性的、有次序的规则不一致。在梦和幻想中，我们可以看到原发过程的发生。

随着时间的推移，弗洛伊德开始不仅根据已经被分离开来的创伤记忆思考潜意识，而且根据本能冲动及相关的欲望（它们是文化规范所不能接受的）来思考潜意识。这些本能及相关欲望常常与性欲、攻击性这些领域有关。例如，一个女人对她的姐夫（或妹夫）产生了性欲方面的感觉，她通常不会承认或者将这些感觉抛出意识领域，因为她体验到这些感觉的威胁性太大了。一个男人对他的老板非常愤怒，但他将这种愤怒感抛出了意识领域，因为这些感觉威胁性太大。弗洛伊德称这个将不可接受之欲望置于意识之外的过程为压抑（repression）。

弗洛伊德最终正式确定了这种观点，并作了更进一步的阐释，他区分出了本我、自我和超我。不过，重要的是，我们要指出一点：虽然这一概念化对后来的精神分析理论的发展产生了重要的影响，但许多当代精神分析学家都不再觉得它特别重要。20 世纪 50 年代主流美国自我心理学的奠基者查尔斯·布伦纳（Charles Brenner）早在 20 世纪 90 年代中期就曾明确地否认这一心理模式的有用性（Brenner，1994），他支持一种仅仅将内心冲突视为无所不在的模式。

许多当代人际精神分析学家与关系精神分析学家都发现，将心理视为由多种自我状态组成更为有用，这多种自我状态可能会在不同程度上彼此冲突，而且，可能会在不同的关系背景中出现（例如，Bromberg，1998，2006；Davies，1996；Harris，2008；S. A. Mitchell，

1993；Pizer，1998）。这一观点认为，在自我这种形式中，不存在核心的执行控制。意识是不同自我状态之结合体的一种机能。因此，它是自组织系统（当前的人际关系背景会不间断地对这个系统产生影响）的一种突生产物。从一种发展的观点看，任何发生在人际交往背景中引起强烈焦虑或严重创伤的经验，都可能被置于意识之外。不过，没有假定哪个心理结构会将其置于意识之外。相反，这里存在的是一种失败，即无法注意到这种经验，并建构有关这种经验的叙事（Stern，1997，2010）。因此，正是这种注意与建构方面的失败，导致了经验的一些方面的分裂或分离。而且，正因为人际关系背景从一开始就会导致经验的分裂，所以，我们需要其他人来帮助我们关注并建构有关这种经验的叙事。因此，就像唐奈·斯特恩（Donnel Stern，2010）在他最近出版的一本书中所说，治疗师必须成为来访者的一个重要的"思想伴侣"。

　　不管是根据传统的弗洛伊德术语来对潜意识进行概念化，还是根据没有用符号来表示的经验方面（或者，没有分离的自我状态）来对潜意识进行概念化，潜意识这个概念都是精神分析思想中的重要概念。在大多数精神分析学家看来，弗洛伊德最为重要的洞见之一是："我们不是自己的主人"（we are not masters of our own house）。我们所有人往往都是因为意识之外的力量而受到激发。

幻想

精神分析理论坚持认为，幻想在人们的心理机能以及他们与外部经验（尤其是他们与他人之间的关系）发生关联之方式方面扮演着重要的角色。这些幻想作为有意识觉察之组成部分的程度有所不同——从白日梦和位于觉察边缘稍纵即逝的幻想，一直到深刻的被防御的潜意识幻想不等。在弗洛伊德早期的思想中，这些幻想与源于本能的欲望有着密切的联系，它们充当的是一种想象性欲望实现的功能。在这种有关幻想的观点看来，它们通常与性欲或攻击性有着密切联系。随着时间的推移，弗洛伊德以及其他的精神分析学家发展出了一种更为详尽的有关幻想之性质的观点，这种观点认为幻想服务于一些心理机能，包括调节自尊的需要、对安全感的需要、调节情感的需要以及控制创伤的需要。由于人们往往认为幻想会激发我们的行为和塑造我们的经验，但大多数幻想都是在中心意识（focal awareness）之外发挥作用的，因此，探究和解释来访者的幻想通常被视为精神分析过程的一个重要部分。

单人心理学与双人心理学

不同精神分析流派中都出现了一个重要的发展，即从所谓的单人心理学（one-person psychology）转变成为双人心理学（two-person psychology）。弗洛伊德最初的观点认为，治疗师是客观、中立的观察者，他可以充当一块空白的屏幕，来访者可以将其移情投射在这块屏幕之上。现在这种观点已经被另一种观点所取代，即治疗师和来访者都是参与者，他们在意识水平和潜意识水平上共同参与不断发展的相互影响过程。对于我们在后面将要讨论的许多概念（例如，阻抗、移情、反移情）的发展以及精神分析技术来说，这一概念性转变具有重要的含义，因为它表明：治疗师如果意识不到自己在互动中所发挥的作用，那么，他就不能准确地理解来访者。虽然治疗师的目标依然是最终理解并帮助来访者，但如果没有治疗师自我探索这个过程，这个目标就不能实现。在治疗难以对付的来访者或障碍更为严重的来访者时，情况尤其如此，这些来访者往往会引发他人复杂的情感与反应（这些情感与反应有可能是潜意识的）。但是，探索自身对治疗关系之贡献的过程，同样也能帮助那些障碍不那么严重的来访者阐明心理机能与人际关系风格的细微方面。

知识与权威

传统上，精神分析一直强调治疗师有能力知道有关来访者的事情，这些事情是来访者自己都不知道的，原因有二：一是我们所有人都不可避免地由于自身有意识觉察的局限而有些盲目，二是治疗师由于其所接受的培训、专长、其自身的个人成长而在理解事物方面处于享有特权的位置。这种对治疗师在理解事物方面之优越性的强调，往往与来访者与治疗师之间的角色关系（role relationship）这个概念联系在一起，此概念倾向于使得治疗关系中业已存在的权力不平衡状况变得更为严重。不幸的是，这种情况有可能会导致治疗师滥用权力，并且有可能导致来访者产生遭到诋毁或被人惠顾的体验（这些来访者由于固有的权力不平衡而在这个方面已经感觉到很容易受伤）。由于来访者处于寻求治疗师帮助的境地，因此，他或她不可避免地处于弱势地位。

我们要考虑的其他问题包括治疗师的专业类型（如果他或她拥有任何专业知识的话，那么所指的便是这种专业知识的类型），以及这种类型的专业知识如何与治疗关系中的权力和权威交织在一起。在弗洛伊德的时代，人们往往假定治疗师具有一种来访者并不具有的客观性，而且由于来访者存在一些潜意识冲突，而他又无力突破自身的防御以觉察到潜意识经验的存在，因此，治疗师凭借其专业培训、个人分析及其从外部看待来访者的能力，能够解释来访者的潜意识冲突。

正如我们在前面所讨论的，在当代精神分析思想中出现了一种转变，即从单人心理学转变为双人心理学，而且，越来越强调治疗关系的相互性。从某种意义上说，治疗师被剥夺了他或她在探究来访者潜意识方面的专家地位。而且，随着越来越强调治疗师不可避免地会卷入人际关系领域且缺乏自身透明度（self-transparency），因此，从更大的意义上说，在治疗关系中，现实是"很容易获得的"。

防御

防御往往被视为一个内心过程，这个过程的作用在于通过这种或那种方式将某些想法、欲望、感受或幻想推出意识领域，从而避免情绪上的痛苦。例如，来访者在谈到某种人际丧失（如父亲或母亲的去世）时，往往意识不到防御过程中所出现的相关感受。很多内心过程都可以用来不让危险的欲望、感受及自我体验进入意识领域。这些过程或机制通常被称为防御（defenses）。在自我心理学的全盛时期，研究者曾尝试系统地将人们所运用的各种防御加以概念化和分类。防御的常见例子（这些防御已成为大众文化语言的一部分）包括理智化（intellectualization，指的是个体在谈到某些危险的事情时，与相关的感受保持距离）、投射（projection，指的是一个人将他或她所体验到的具有威胁性的感受归结为是他人的感受）、反向形成（reaction formation，指的是个体对某种具有威胁性的感受矢口否认，而宣称他或她自身的感受与此完全相反，例如，有人在对朋友非常生气时常常会说："我永远都不可能生你的气！"）。

有一种重要的防御尚未进入大众语言领域，我们称之为分裂（splitting）。当个体为避免他所认为的某个好人被一些负面的感受所玷污，从而将他关于这个人的表象分成两种不同的意象（一个全好的意象和一个全坏的意象）时，就会出现分裂这种防御。梅兰妮·克莱因认为，婴儿在某个特定的发展阶段常常会用到这种防御手段，目的是为了让他们觉得跟母亲在一起是安全的。他们不是发展出一个关于母亲的复杂表象，将她令人满意和令人不满意的特质都包含其中，而是建立了两个独立的母亲表象：一个是什么都好的母亲，而另一个是什么都坏的母亲。因此，婴儿有时候认为母亲什么都好，而有时候认为母亲什么都坏，这取决于在那个既定的时刻哪种表象处于支配地位。在克莱因看来，将好母亲的表象与坏母亲的表象整合到一起的能力，是一种发展成就。其中包括发展出忍受有关母亲的矛盾情感的能力。

患有更为严重的心理障碍（例如，患有边缘性障碍的来访者）的来访者成年后也不能获得此种能力，因此，他们比心理健康的个体更可能使用分裂这种防御手段。相比于其他防御手段，分裂往往会对个体的日常机能产生更为严重的影响，因为常常使用这种防御手段的个体在其有关他人的体验和感受方面会出现巨大的波动。因此，这些个体常常会摇摆不定，一会儿将他人理想化为完美之人，一会儿又认为对方是魔鬼，是邪恶之人。这些强烈的波动会使得他们很难与他人保持稳定的关系，也很难对治疗师的可信赖性坚持一种稳定的意象。

阻抗

人们通常将阻抗（resistance）界定为个体抵制改变或以某种破坏治疗过程的方式做出行为的倾向。防御与阻抗有什么样的区别呢？阻抗指的是防御过程在治疗面询中显现的方式，防御过程在治疗面询中显现的目的是为了干扰治疗师的目标或日程安排。例如，当来访者在面询中想不起要说的内容，我们就可以将其理解为是阻抗的一种形式。面询总是迟到或经常忘记面询时间的倾向，我们也可以认为是阻抗的一种。在这两个例子中都存在一个主要的诱导因素，这个因素很可能是想要避免情绪痛苦的潜意识欲望（例如，与探究具有威胁性的感受或害怕改变相关的痛苦）。这种避免痛苦或恐惧的倾向往往会表现为阻挠或妨碍治疗师的日程安排及治疗过程这样的行为。

阻抗有许多不同的潜在根源，包括治疗过程所引发的具有威胁性的感受、将改变等同于自我消灭（self-annihilation）的体验、害怕信任治疗师将会导致抛弃和更多的痛苦，以及对治疗师的妒忌或者针对治疗师的其他消极感受（它们从某种程度上可以说是个体动力学的一种机能）。

阻抗这一概念，虽然具有很大的潜在价值，但也可能存在一些问题。其中一个问题就是：从来访者在治疗过程中不与治疗师合作这个意义上说，阻抗这个术语往往含有他或她做错了事情的含义。因此，这个概念可能含有一种谴责或病态化的性质。随着时间的推移，分析理论与技术中出现了一个重要的转变，分析学家开始将阻抗看作来访者心理机能的一种固有模式，或者是他或她性格中需要加以阐明和理解（而不是加以回避）的方面，而不是将它视作一种障碍。而且，他们还越来越强调阻抗的自我保护方面。因此，对阻抗一词的概念界定也出现了重要的转变，即它成了一个具有共情性、肯定性的词语。思考阻抗的方式之一是，认识到我们所有人都是复杂的存在，具有复杂的、矛盾的需要和动机，而且对于改变往往都存在一种矛盾心态的自然倾向。在开始接受治疗时，我们通常既想改变，又想保持不变（Bromberg，1995）。想要保持不变的欲望（这种欲望通常是潜意识的）可能根源于许多的因素，包括害怕失去我们的同一性，害怕如果我们放弃自己习以为常的自我界定方式和与他人发生关联的方式，那么，我们将不仅会体验到完全的抛弃感，而且还会体验到自我感的丧失。

不过，即使阻抗被正式地界定为一个具有共情性、肯定性的术语，治疗师也会自然而然地倾向于将它视为有问题的，因为它常常会阻碍治疗师的治疗目标和日程安排。因此，我们常常会看到，当阻抗出现，治疗师就会对来访者感到很挫败或恼怒，并试图突破阻抗或对阻抗加以解释，以继续进行治疗工作。因此，记住以下这一点将很有帮助，即探究阻抗的过程是治疗过程的精髓所在，治疗师并不需要处理完阻抗才能开始治疗。

对阻抗的概念界定的另一个重要进展反映了前面提到过的一个转变，即从一种单人心理学转变成了双人心理学。单人心理学认为阻抗的根源在于来访者，而双人心理学则强调，治疗师在阻抗出现的过程中往往扮演了重要的角色。从某种程度上说，阻抗的出现往往是对治疗师的错误或缺乏正确的共情性理解所作出的完全可以理解的反应。阻抗也有可能是治疗师为互动所作出的更为细微之贡献的一种机能。例如，一位潜意识之中害怕处理悲伤感受的治疗师，有可能会与来访者共谋，避免充分地探究丧失深爱之人的感受。这位治疗师可能会与来访者一起将面谈的过程保持在一个理智水平之上，因为这个主题会引发治疗师回想起自己生活中的痛苦体验。所以说，对阻抗的探究或解释往往包括对治疗师在阻抗过程中所发挥之作用的探究（Safran & Muran，2000）。

移情

像大多数精神分析概念一样，移情概念从 1905 年弗洛伊德首次提出之日起，也出现了相当大的进展。移情（transference）指的是来访者的这样一种倾向，即他们倾向于根据自己与发展背景中的重要照看者及其他重要人物的经验来看待治疗师。因而，早期的发展经验往往会确立当前塑造对他人之知觉的模式或图式。尽管这种倾向（即，通过与自己父母之间的经验所确立的图式来看待他人的倾向）对于所有新建立的关系而言都是正确的，但由于治疗师所承担的是助人者（helper）的角色这一事实，他的角色往往会被附上一系列特定的期望。因此，来访者尤其可能会扮演一个依赖于治疗师的角色，而治疗师更可能会充当父母或权威人物的替身（与其他随意选择的他人相比）。

因此，从某种意义上来说，治疗关系为来访者提供了一个机会，让他可以通过与治疗师的关系，将有关过去与父母或其他重要人物之关系的记忆（其中有些方面通常是潜意识的）带到当前的生活中。这为治疗师也提供了一个机会，让他可以帮助来访者认识到他们过去与重要人物之间的经验是如何导致影响其当前关系的尚未解决的冲突的。由于移情包括让来访者在当前重新体验其早期关系，因此，治疗师的观察和反馈可以帮助他们以一种在情绪方面充满活力的方式看到他们自身在这一情境中所发挥的作用。由此而导致的领悟将具有一种经验的性质，它将会带来改变，而不是纯粹理智的理解（这种理解不会对来访者产生最终的影响）。

早期对移情的概念界定认为，它包括一种对客观现实的歪曲。在过去，常常可以看到对治疗关系的移情性方面（它们常常是歪曲

的）和非移情性知觉（它们相比更为准确或以现实为基础）所作的
区分。随着双人心理学影响的不断扩大，移情逐渐被视为来访者知
觉与治疗师特征及行为的联合产物。这是概念界定方面的一个关键
转变，我们也不能高估它的重要性。有关移情的更为传统的概念界
定认为，来访者的心理问题使得他或她难以准确地感知客观现实，
而治疗师有能力提供更为客观的反馈，可以矫正来访者的歪曲知觉。

这一观点有两个问题。第一，假定治疗师是有关现实的终极权
威，往往会加重治疗关系中固有的权力不平衡现象，并导致来访者
产生被剥夺权力的感觉，而且治疗师有可能会滥用这种权力不平衡。
第二，尽管来访者对治疗师的知觉不可避免地会受到过去经验的影
响，但假定他或她对治疗师的知觉是歪曲的却有问题。如果来访者
知觉到治疗师很挑剔或苛刻（或者害羞、有虐待他人倾向、爱调情），
而这确是治疗师的真实特征，那该怎么解释呢？或者，如果来访者
行为的某些方面引发治疗师作出的反应与来访者预期相一致，那又
该怎么解释呢？例如，当一位来访者预期治疗师会像他或她的父亲
或母亲那样虐待成性时，很可能会以敌意的方式对治疗师作出反应，
并因此引出治疗师的敌意或虐待行为。因此，来访者认为治疗师虐
待成性的知觉不是一种歪曲。这种知觉是来访者在多种因素的综合
影响之下对当前情境的建构。

反移情

治疗师的反移情是他或她对来访者的移情所作出的相应反应。

弗洛伊德将治疗师的反移情（countertransference）界定为治疗师因来访者的移情而产生的感受和对来访者的移情所作出的反应，是他或她自身未解决之潜意识冲突的机能。因此，例如，一位男性治疗师，如果他的母亲过去常常扮演牺牲者的角色，那么，当他看到他的来访者也扮演这样一个角色时，往往就会产生极其强烈的消极反应。一位治疗师，如果他的父亲一直特别喜欢与他竞争，那么，当他遇到一个爱竞争的来访者，就会产生强烈的竞争感。从弗洛伊德的观点看，反移情反应对治疗而言是一种障碍，因此，治疗师的任务在于，要在个人督导、治疗中或是通过自我分析，来分析或修通他或她自己的反移情。

现今，反移情有了更为广泛的界定，人们往往将它界定为治疗师对来访者的所有反应（包括感受、联想、幻想、稍纵即逝的意象等）。就像双人心理学使得人们不可能将移情仅仅视为来访者的歪曲一样，它也与这样一种概念界定不相容，即将反移情界定为仅仅来源于治疗师未解决的冲突。来访者的特征以及来访者与治疗师在咨询室中的微妙沟通，也有可能会导致反移情。尽管这种认为反移情为治疗师提供了非常有价值的有关来访者之信息的观点，在治疗上可能非常有用，但它自身也存在一些潜在的危险。在一些精神分析作品中出现了这样一种倾向，即认为反移情体验为探究来访者的潜意识经验提供了绝对可靠的信息来源，并且对于治疗师自身在反移情中所发挥的独特作用重视不够。

不同的理论家强调用不同的方法来利用反移情。其中，一些分析学家建议选择性地向来访者暴露治疗师自身主观经验的一些方面，以此作为深化研究过程的一种方式。有些分析学家走到了另一个极端，建议治疗师与来访者分享自己所做的有可能相关的梦。还有一些分析学家对于向来访者暴露反移情体验则持比较谨慎的态度，相反，他们强调的是一种内部工作的重要性。在这种内部工作过程中，个体常常私底下反省自身的体验，并利用这种体验帮助自己系统阐释有关来访者与治疗师之间有可能发生之事的思考，以及这种体验对于理解来访者有什么样的启发（例如，Bollas，1992；Jacobs，1991；Ogden，1994）。

接受培训的人常常会提出一些有关反移情作为了解来访者之信息来源的潜在价值的问题。例如，我们可以想象一下这样一种情境：我刚刚得知我的一个孩子患上了一种慢性病。这种情况很可能会对我接下来与所接待的来访者在一起时的体验产生重要的影响。而我的体验也有可能会受到那位来访者的影响。有的来访者会让我更多地觉察到无助、悲伤的感受。而与另外的来访者在一起，我的感受则可能会变成因自身处境的极大不公而感到愤怒。

扮演

扮演（enactments）往往被界定为来访者与治疗师的关系中出现的重复性情节，它所反映的是来访者与治疗师两个人的个人经历、冲突以及独特的与他人建立关系之方式所产生的潜意识作用。由于来访者与治疗师一直在意识与潜意识水平上相互影响，因此，他们最终不可避免地会在这些情节中扮演互补的角色。这个探究彼此在这些情节中如何发挥作用的合作过程，为来访者提供了一个机会，让他们可以看到自己的关系图式是如何在扮演中发挥作用的，并让他们可以在日常生活中与其他重要人物一起扮演新的情节，从而促成其修正当前的关系图式。

　　传统的精神分析观点认为，治疗师应该避免参与这些扮演，而应尽力保持一个中立的立场，这样他或她才能解释来访者对治疗师的移情，并因此才能帮助来访者看清他或她自身的潜意识假设、投射以及先前的发展经验是如何以一种适应不良的方式导致了当前的处境。不过，当代精神分析思想中有一种常见的观点认为，不管他或她自身的心理健康程度或成熟程度如何，治疗师都不能回避参与这些扮演，这是因为：①任何人都不可避免地会受到他人难以解码的复杂的非言语沟通的影响；②治疗师与其他人一样，也绝不可能完全了解自己。

　　将治疗的中立性作为一个理想来加以追求会导致这样一个问题，即它常常会设定一些不现实的标准，导致我们对自己提一些不可能满足的要求，而这会使我们更加难以接受并意识到自己在扮演过程中所做的那些被自己视为可耻的或不能接受的方面。这种自我接受的缺乏会使得我们更可能需要将自我经验的各个方面加以分离，而这又会导致最终我们更加难以认识到自己参与扮演的本质，从而只能从扮演中抽离出来。

　　而且，即使治疗师有可能回避与来访者一起参与扮演，但这样做的能力也会剥夺治疗师参与来访者关系世界的体验，同时也会使其不能获得有关来访者关系世界感觉如何的鲜活体验。因此，用菲利普·布朗伯格（Philip Bromberg，1998）的话说，参与这些扮演的过程使得我们可以"从外向内"（from outside in）了解我们的来访者。我们的来访者不能用语言或言语向我们表达的东西，往往可以通过非言语的行为和行动来加以沟通，而我们了解来访者内在体验中分离开来的重要方面的唯一方式是，在其关系情节中扮演一个互补的角色，并体验扮演这个角色所产生的感受。

治疗联盟

治疗联盟（therapeutic alliance）这个概念根源于早期的精神分析理论。尽管弗洛伊德没有明确地使用这个术语，但他确实强调过与来访者建议良好合作关系的重要性。理查德·斯特巴（Richard Sterba，1934）在一篇具有创新意义的文章中，为后来有关联盟的思考确立了基础，他提出，治疗包括一个发展自我观察能力的过程，这种自我观察与治疗师的观察功能相一致。

有关联盟最为著名的精神分析阐释很可能是美国的拉尔夫·格林森（Ralph Greenson）提出的。格林森（1965）曾谈到区分治疗关系之移情性方面与联盟的重要性，治疗关系的移情性方面是歪曲的，而联盟则建立在来访者对治疗师理性的、不加歪曲的知觉，以及一种真正的连结、信任、尊重感的基础之上。格林森强调，在来访者得以从精神分析干预获益的过程中，治疗关系中关心、人性的方面有非常关键的作用。

当代许多心理治疗研究者都发现，爱德华·博尔丁（Edward Bordin，1979）对联盟所作的跨理论（transtheoretica）概念界定特别有用。博尔丁将联盟界定为由三个相互依赖的成分组成：任务（tasks）、目标（goals）和连结（bond）。在他看来，联盟的强度取决于来访者与治疗师就治疗任务和目标所达成之协议的一致程度，以及他们之间关系连结的性质。治疗的任务包括来访者要想从治疗中获益就必须参与的具体活动（这些活动可以是外显的，也可以是内隐的），例如，对梦的研究，对移情的探究等。治疗的目标是治疗所指向的总体目标（例如，症状缓解、人格改变）。联盟的连结成分指的是来访者对治疗师的信任程度，以及他所感觉到的治疗师对他的理解程度。联盟的这三个成分，即连结、任务、目标始终相互影响。例如，只要来访者与治疗师之间就任务和目标达成了一致意见，那么，连结就会增强。如果来访者一开始不理解治疗的任务或目标，牢固的连结会使得来访者与治疗师之间更容易达成一致协议或意见。

在博尔丁（1979）的思想以及关系精神分析中的一些发展的基础之上，我与同事提出了这样一种观点，即把联盟视作来访者与治疗师之间就治疗任务和目标不断协商的过程，这样将更有帮助，因为这种观点强调的是来访者与治疗师共同努力一起找到解决问题之办法的重要性，而不是将所有的责任重担都放在了来访者身上，让来访者去适应治疗师的治疗方法（参见，例如，Safran & Muran，

2000）。这个不断协商的过程（只有部分能够意识到）是治疗过程本身的一个重要部分。它给来访者提供了机会，让他们认识到，就自己的需要与他人的需要进行协商是有可能做到的，而不是通过否认自己的需要或对关系采取一种严格的立场来处理这些冲突。因此，治疗联盟中不断协商的过程能够让来访者认识到，一方面，健康的关系不一定要包括否认他人的主观性；另一方面，也不包括自我消解（self-effacement）的体验，不会损害个体的完整感。

治疗师的立场

    古典精神分析思想对于治疗师在治疗过程中的立场规定了非常明确的指导原则，包括节制（abstinence）、匿名（anonymity）、中立（neutrality）。节制指的是当来访者一些欲望和要求的满足会干扰治疗过程时，治疗师要加以控制，不能满足他们的这些欲望和要求。在这里，记住这样一点非常重要，即早期的精神分析思想受到了弗洛伊德对癔症来访者（这些来访者身上存在这样一种倾向，即他们常常会对他或其他分析师产生性方面的移情）的治疗经验的影响，他告诫治疗师不要满足来访者的这些性欲望，而应该帮助他们理解这些性欲望背后的潜在含义。

    匿名指的是这样一种治疗立场，即治疗师要尽可能少地暴露有关个人的信息，以最小化治疗师对移情所产生的影响。随着时间的推移，治疗师的中立原则的含义发生了转变，但它本质上指的是治疗师的立场通常会受到这样一些因素的影响：追求客观的理想、对来访者自主性的尊重、不愿意以任何方式对来访者产生影响的态度。从某种程度上说，我们在前面讨论到的传统上对于将分析与建议区分开来的强调，以及对于分析包含的发现真理方面的强调，对中立的原则产生了影响。

虽然这些指导原则对今日的精神分析思想依然会产生某种影响，但理论家对它们的执行力度发生了改变（如果一些理论家没有将它们彻底抛弃的话）。例如，在节制原则方面，虽然同意一位边缘性来访者的要求，在面询期间答应他一起去喝咖啡这种做法可能会反治疗，但答应一位来访者在面询期间，如果他遇到危机状况可以给治疗师打电话，或者给某位比较特殊的来访者提供一些建议，则可能会对治疗有益。这完全取决于来访者的特殊需要以及当时的具体背景。

在匿名原则方面，单人心理学向双人心理学转变以及这样一种认识，即治疗师即使试图保持匿名状态，也总会传达出一些有关他或她自己的信息（例如，通过非言语行为，通过他或她所做的干预类型，通过什么时候保持沉默、什么时候开口说话的决定），使得分析学家不再强调中立原则是治疗师立场的一个重要部分。不过，对于向来访者暴露各种信息所产生的潜在影响，当代精神分析治疗师试图保持一种严格的反省态度。

例如，回答来访者关于我的个人背景、个人生活或者我当前对他或她的感觉的问题，是会促进还是会阻碍治疗过程？我的来访者此时为什么会问这样一个问题？来访者的问题对我产生了怎样的情

绪影响？两个不同的来访者可能会问到同一个问题（例如，关于我
住在哪里或者我有几个孩子这样的问题），但是，对其中一个来访者，
我可以非常轻松自在地回答这个问题，而对另一个，我则感觉受到
了侵犯。对于有的来访者，自然而然地暴露我当前对他或她的感受，
以此深化探究的过程，这样的做法可能有促进作用。但有的来访者
则可能会认为这种暴露具有闯入性。接下来，在谈到治疗师的自我
暴露这个主题时，我将作更为详细的阐述。

自我暴露

随着关于治疗师中立原则这一主题的精神分析思想的发展，有
关自我暴露这一主题的思想也发生了改变。在主流古典精神分析的
全盛时期，治疗师应该对任何形式的自我暴露都持非常谨慎的态度，
因为它有可能通过有关治疗师的个人信息而产生影响，进而有可能
"玷污"移情。有时候，这会导致非常极端的情况，如，不愿意回
答任何有关治疗师在治疗面询时间之外的生活细节的问题（例如，
有关治疗师是否曾因为与来访者相似的问题而挣扎的问题，有关治
疗师的婚姻状况、孩子、业余爱好、去哪里度假等问题），或者不
愿意回答任何有关治疗师在面询期间的想法或感受的问题（例如，
你现在有什么样的想法或感受）。

尽管有关自我暴露的这一观点具有提供明确指导的优势，且在
某些背景下可能会起到促进作用，但它也会产生限制治疗师灵活性
的负面影响，而且，在有些情况下会毫无必要地产生对来访者的不

愉快、疏离的感受。当北美的主流心理学从单人心理学更多地走向了双人心理学观点后，有关何时自我暴露、何时不要自我暴露的问题成了最为关注同时也最具争议的问题。目前，这种争议在某种程度上已经减弱，对这个问题的确定答案已被无所不能的"视情况而定"取代了。它取决于自我暴露的类型，取决于来访者的独特特质和需要，取决于一种特定形式的暴露对来访者和治疗师而言意味着什么，等等。

在某些情境下，治疗师作自我暴露具有非常大的促进作用。例如，它可能有助于来访者知道治疗师也曾因相似的问题而挣扎过或正在与相似的问题作斗争，或者它可能有助于某位单身来访者知道治疗师是单身还是已婚，并进而不再感到疑虑。治疗师愿意回答一个无害问题的做法，有可能会减少人为距离或拘谨感，并因而促进联盟的发展。

而在其他情况下，治疗师的自我暴露有可能会干扰治疗进程，或者产生未曾预想到的和有可能有害的结果。作为来访者，我们对于了解自己的治疗师具有矛盾的、冲突的需要（Aron，1996）。一方面，我们也想与治疗师建立亲密关系，想与治疗师感觉很亲近，或者想通过了解治疗师也是一个同我们一样的人而减少权力的不平衡；另一方面，我们也可能有这样的冲突的欲望，即想在某些方面保持治疗师的匿名性，这样我们就不需要顾虑治疗师的需要，或者，这样我们就可以一直保持治疗师的助人者（helper，他们拥有特殊的才能，这使得他或她有可能给我们提供帮助）角色。

自我暴露的另一种形式指的是在面询中暴露个人想法或感受的一些方面。这种形式的自我暴露［通常被称为反移情暴露（countertransference disclosure）］是一种非常有用的方法，不仅可以让来访者对另一个人产生影响，而且在开始某个探索过程时还能起到非常重要的作用（Ehrenberg，1992；Safran & Muran，2000）。例如，当一位治疗师意识到自己在面对某位来访者时感觉特别小心翼翼或不确定，他很可能就会以一种好奇的探究方式说："我不确定到底发生了什么，但我发现自己和你在一起时会变得非常小心翼翼和不确定……这种感觉几乎就像是我行走在鸡蛋壳上。"

这种类型的反移情暴露是一种非常有用的方法，它可以将治疗关系中内隐地发生的事情用文字表达出来，因而可以在光天化日之下对它进行分析。在日常交流中我们经常可以看到，人们潜意识的行为方式会对他人产生微妙的影响，或者导致他人作出难以理解的或用言语难以表达的复杂的、矛盾的反应。例如，有人可能会以贬低对方的方式对待他人，这往往会让对方产生不适感或竞争感。而有些人可能习惯性地以充满趣味、幽默的方式嘲笑他人，这往往会让他人产生心理不平衡并与其保持一定的距离。日常社会交谈的潜规则并不允许谈论这些细微的互动。因此，关系中必定存在某种神秘的东西，特别是对于那些尤其可能自掘坟墓的人来说更是如此。治疗师可以使用的工具之一是他的角色赋予他的权力，使得他可以打破社会交谈的常规，往回追溯，谈论一些通常没有对其加以探究的内容。

这给治疗师提供了一种非常有价值的工具，用来促进来访者的自我觉察。不过，就像其他形式的自我暴露一样，反移情自我暴露也既可能起促进作用，也可能起阻碍作用，这要取决于特定的背景。例如，有一位来访者，他的父母都是自恋狂，那他可能会将治疗师的反移情暴露体验为治疗师的自恋以及对来访者需要的忽视。一位自恋的来访者，他的自我感可能非常脆弱，以致他或她无法忍受对他人主体性的关注，而且，可能会觉得治疗师的反移情暴露有些势不可挡或具有威胁性。因此，对于治疗师来说，在使用反移情暴露时，一定要考虑特定来访者的需要以及特定的背景，这一点非常重要。

情绪与动机

正如前面所讨论的，驱力（drive）是弗洛伊德动机观中的重要概念。在弗洛伊德看来，驱力是一种源于本能的力量，它存在于心理力量与生物力量的交界处。它是一种对刺激（这些刺激来自于有机体内部，而这个有机体的工作离不开心理）的心理表象。因此，它是一种心理能量。在弗洛伊德的成熟思想中，原始驱力有两种：一种是生本能（life instinct），另一种是死本能（death instinct）。动机（motivation）通常被界定为这两种驱力之间复杂的互动，同时它也是试图重构那些在过去通过促进心理能量的释放而带来满意感的情境的产物。弗洛伊德的思想中没有系统的情绪模式。正如前面所讨论的，弗洛伊德的驱力模式通常被归到了他那个时代的人们普遍接受的神经生理理论和进化模式领域，但从那以后，已被其他的理论发展与实证发展所取代。尽管这么多年以来，还有一些精神分析学家试图提出修正的或不同的动机模式，但当代精神分析思想中最为常见的趋势是，用动机观点（该观点植根于当代情绪理论与研究的发展）来取代驱力理论（Safran & Muran，2000）。从这一观点看，情绪在人类动机中有非常重要的作用。情绪通常被界定为一种内部产生的信息，它能给我们提供有关作为生物有机体的我们自己与环境互动的反馈。有一些基本情绪经由进化过程已经在生物学方面融合进了人类有机体中，而且，这些情绪以及这些情绪的细化（这些情绪的细化是学习的结果），在有些物种的生存中发挥了适应性的作用。情绪的功能在于保护有机体的关注点。其中，有一些关注点是生物特性所决定的，它们与核心动机系统（core motivational systems）相对应（例如，Ekman & Davidson，1994；Frijda，1986；Greenberg & Safran，1987；Safran & Greenberg，1991）。

    例如，利希滕伯格（Lichtenberg，1989）创建了一种理论，提出核心动机系统有五个：①对生理需要进行心理调节的需要；②依恋和归属的需要；③肯定与探索的需要；④通过对抗或退缩作出厌恶反应的需要；⑤感官快感和性快感（例如，依恋、好奇心）的需要。其他的关注点则是学习的结果。这些习得的关注点中有许多是通过学习子目标（这些子目标将会满足依恋系统的需要）而得出的价值观所导致的结果。例如，有人会认识到，要保持与某位依恋对象之间的关系，他就需要依赖这个人，而其他人则可能认识到，早熟很重要，或者性欲往往会起到一定的作用。

依恋理论

约翰·鲍尔比（John Bowlby）认为，弗洛伊德的动机模式不恰当，于是他着手系统地提出一种动机模式，这个模式在主流发展心理学中已经变得越来越出名。鲍尔比的动机模式将基本的精神分析观点与婴儿观察研究、生态学、控制系统理论（control systems theory，处理动力系统之行为的工程学与数学的一个跨学科分支）结合到了一起。在过去几十年中，依恋理论已经引发了大量的实证研究，事实上，它已经成了精神分析理论中最为多产的研究领域之一。由于关于依恋理论的文章和著作非常多（参见，例如，Cassidy & Shaver，2008，精彩的评论），因此，我在这里将冒着过于简化的危险，限制自己只对依恋理论的一些基本观点作些说明，并探究它是怎样在有关潜意识动机的精神分析观点中占据重要位置的。

在鲍尔比看来，人类身上存在一种基于本能的需要［依恋理论家称之为动机系统（motivational system）］，以与其主要照看者［被称为依恋对象（attachment figures；Bowlby，1969，1973，1980）］保持亲密关系。这个动机系统被称为依恋系统（attachment system），通常发挥适应性的功能，因为它增加了婴儿获得其生存所必需之照顾和保护的可能性。为了保持与依恋对象的亲密关系，婴儿往往需要发展出有关其与依恋对象之间互动的表象，这些互动使得婴儿可以预期哪种类型的行为将会增加保持与依恋对象之间亲密关系的可能性，以及哪种类型的行为将会对这种关系产生威胁。鲍尔比称这些表象为内部工作模式（internal working models）。很多年以来，鲍尔比的研究一直被主流精神分析理论家所忽视，他们认为他的思想过于简单、机械。不过，通过一些持实证取向的研究母婴互动之合作者的研究，鲍尔比的研究在主流发展心理学领域内变得越来越有影响力。在这个方面尤其值得一提的是玛丽·安斯沃思（Mary Ainsworth）的研究（Ainsworth, Blehar, Waters, & Wall, 1978），她发展出了陌生情境（strange situation）实验程序，用来观察母婴之间的互动，对 1 至 2 岁的婴儿的依恋状况进行了可靠的区分。该程序后来成了依恋研究领域中的典型方法。玛丽·梅恩（Mary Main）和她的合作者（例如，Main, Kaplan & Cassidy, 1985）后来发展出来的成人依恋访谈（Adult Attachment Interview），使得研究者可以通过一种结构化的访谈和可靠的编码系统，来评估成人有关依恋的内部工作模式。因此，成人依恋访谈的发展成了依恋研究发展进程中的另一个重要转折点，后来，它引出了大量的实证研究，具有非常丰富的临床蕴涵（例如，Steele & Steele, 2008）。现在，依恋理论、研究与精神分析的整合已经变得非常常见（参见，例如，Fonagy, 2001；Holmes, 2010），鲍尔比的研究在精神分析世界中也正逐渐占据恰当的位置。现在，我们已经重温了精神分析治疗背后的理论与概念，接下来，我将详细地解释治疗的过程。

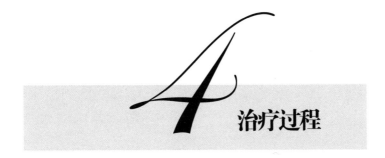

治疗过程

CHAPTER FOUR

精神分析治疗是一个非常丰富且复杂的过程。在本章，我将阐释这个过程中的一些成分，并提供一些案例来论证该取向的一些重要方面，让我们先从干预的原理开始。

干预的原理

在这个部分，我将在干预原理的层面上对治疗过程展开讨论。换句话说，指导精神分析治疗师进行治疗干预的一般原理是什么？他或她通常使用的具体干预有哪些？

阐释

有一种广泛使用（尤其是临床医生在培训中会广泛使用）的图式是人格组织水平（level of personality organization）这个概念。从这个观点出发，人们往往认为来访者是沿着一个有关其自身的自我组织水平（level of ego organization）的心理成熟或健康程度的连续统一体而发挥其机能的——从组织较低一端的精神病水平开始，经过中间部分的边缘性水平，再到该组织较高一端的神经病水平。临床医生为了获得这种类型的系统阐释，通常会考虑诸如来访者特有的防御机制类型、自我的强弱、领悟的能力以及他或她的内部客体关系的性质等因素。例如，有些防御（例如，理智化）往往被认为比其他的防御（例如，分裂）更为成熟。有关自我强度的例子包括冲动控制、判断、持续工作的能力、现实检验的能力等。

　　精神分析中的案例阐释这一主题相当复杂，至今已有大量的文献资料致力于概括有关这一主题的不同层面的思考。在开始详细探讨之前，我们要先提一下，考虑到精神分析理论有很多种，而不是只有一种统一的精神分析取向，每一种精神分析理论都会导致治疗师将关注的焦点集中于某些特定的现象，并以不同的方式来阐释同一个案例。因此，我们可以从自我心理学、客体关系理论的各种模式（例如，克莱因、费尔贝恩、温尼克特）、人际关系理论、自体心理学、拉康理论、主体间性理论或关系精神分析等不同的观点来对某一个案例进行阐释。

　　自我心理学或现代冲突理论（自我心理学的当代美国变体）倾向于根据潜意识欲望与反对这些欲望的防御之间的冲突来阐释临床问题。例如，有的人很想坚持自己的权利，同时又表现出过于迁就他人，以此来防御这种欲望；有的人很想与他人建立亲密关系，但他／她同时又对这种欲望加以防御，做出破坏友好关系的举动，并表现出反依赖（counterdependent）行为。

　　客体关系理论和人际关系／关系理论倾向于根据导致个体表现出重复性自我破坏模式的内部客体关系来对案例进行阐释。例如，有一位来访者，他的父亲很残暴，那他往往就会发展出这样一个有关男性权威人物的内化表象，即男性权威人物都是危险的，不可能取悦他们。有一个女人，三岁的时候，她的父亲与母亲离了婚，并抛弃了家人，那她通常就会形成这样一个内化的有关男人的表象，

> > > >

即男人在情感上都是不可依赖的；她还会发展出这样一种模式，即她会被情感上不可依赖之情人吸引，从某种程度上说，这是她重获父亲（抛弃她的人）之爱的一种方式。有一个男人，他的母亲在情感上具有闯入性，那他就会形成这样一个内化的有关女人的表象，即女人在情感上都是具有侵入性的，他还会发展出这样一种模式，即回避与爱人建立亲密关系。

我们没有理由认为临床阐释不能将冲突模式与关系模式整合到一起。例如，马修（Matthew）形成了这样一个有关他人的内化表象，即认为他人都不能忍受攻击，于是，他发展出了一种不让自己表现出攻击冲动并过于迁就他人的模式。这种关系模式导致他常常捉弄他，这会招致不满，并进而导致关系破裂。虽然马修觉察不到愤怒的感受，但他以一种消极—攻击的模式将它们表现了出来。这会导致他人作出攻击性反击，而他感觉这一切有些莫名其妙。而这又进一步强化了马修认为自己是一个无能为力的受害者的感受。

阐释的过程包括将不同来源的信息结合到一起。治疗师要从来访者所说的有关其当前关系与过去关系（包括他与父母的关系）的叙事中找出多次出现的主题。治疗师还要注意治疗关系中正开始显现的一些模式或主题。这需要治疗师关注其自身感受与体验的细微起伏，并不断地反省其自身参与关系的本质。

尽管从精神分析的观点看，指导案例阐释的理论观点有很多种，而且，在得出某种恰当阐释的过程中，有许多不同的方面都被视为与此相关，但与此同时，精神分析中长期以来一直还存在这样一种传统，即强调不要让个人的阐释影响或干扰个人接受正在显现之信息的能力的重要性。弗洛伊德自己在早期的专业论文中就曾写到过治疗师要学会养成一种平均分配注意力的态度的重要性，这样治疗师才能够听出或看出那些并不一定与他或她的预期相一致的东西（S. Freud，1912/1958）。不过，即使在弗洛伊德的作品中也存在矛盾，他一方面强调治疗师要培养对不确定性和模棱两可之容忍力的重要性；另一方面，他自己却倾向于从当代敏感性的观点来撰写他的案例，这种倾向具有确定的特性，以回忆的方式将所有的片段放到了一起。此时，神秘之处在夏洛克·福尔摩斯（Sherlock Holmes）故事中得到了解决。

　　不过，我们在弗洛伊德之后的许多分析师的作品中，都可以找到这种对于保持一种开放、接受态度的培训的强调，包括西奥多·赖克（Theodor Reik，1948）、威尔弗雷德·拜昂（Wilfred Bion，1970），在某种程度上也包括唐纳德·温尼克特（1994），最近，像托马斯·奥格登（Thomas Ogden，1994）、克里斯托弗·博拉斯（Christopher Bollas，1992）这样的分析学家也包括在了其中。这里所强调的是保持一种开放、接受的心态，这种心态不仅会接受来自来访者的信息，而且会接受来自治疗师自身潜意识经验的信息。

　　近些年，还出现了这样一种转变，即强调要谨慎地对待用过于紧凑、条理分明的阐释来解决来访者的问题所带来的危险，这种阐释在面对新信息时不容易进行修正。在一些英国独立学派理论家（例如，Bollas，1992；Coltart，2000；Parson，2000）的研究和美国关系思想家（relational thinkers，他们强调从来访者身上获得信息并承认自己持续在扮演中所发挥的作用）（Aron，1996；Bromberg，1998；S. A. Mitchell，1998，1993，1997）的作品中，这种转变尤其明显。

例如，唐奈·斯特恩（Donnel Stern，1997，2010）提出，一个好的精神分析过程往往包括[哲学家伽达默尔（Gadamer）所说的]视界融合（fusion of horizons），在其中，来访者和治疗师通过允许自己受到对方的影响，从而形成对现实的共同观点。当代理论中，有一条重要的线索强调，任何人都不可能客观地理解另一个人是什么样子，因为他所形成的任何理解都不可避免地会受到他自身所参与之扮演的影响。菲利普·布朗伯格（Philip Bromberg）强调，治疗师基于来访者的口头报告来了解来访者的做法，通常存在一些局限性，因为来访者自己也不能用言语表达出他们自身经验中分离或分裂的方面（Bromberg，1998，2006）。从这一观点出发，唯一真正能够理解来访者的方式是，进入他们的关系世界并以一种潜意识的方式与他们一起表演各种情节。经验分离了的来访者常常只能通过他们的行为来表达。这是因为经验在非言语、肌肉运动的水平上只能表现为内隐的关系认知（relational knowing）。因此，只有允许来访者以这种方式利用我们，并体验、反省我们自身的反移情，我们才能接触到他们经验中分裂的方面。

有一种观念认为，我们在与来访者真正建立关系并允许我们的理解从这些关系中出现之前，便可以对我们的来访者作恰当、综合的阐释，这种观念是一个诅咒。从更为传统的观点看，治疗师对来访者核心主题和心理动力的恰当阐释，使得他们可以作出解释，这些解释可以帮助他们领悟其潜意识的冲突。相反，我到目前为止概括出来的整合观点表明，有关治疗关系中所发生之事的理解、关联（relating）、反省和沟通，都是一个无缝过程的组成部分，而不是一系列阶段（即，阐释导致精确的解释，而这进而又通过领悟带来改变）。

共情

从当代精神分析观点看，最为根本的干预是共情（empathy）。治疗师认同来访者并让自己沉浸在其经验之中的能力，在建立联盟的过程中非常关键。此外，这种认同来访者并向其传达我们的共情性体验的能力本身就是一种重要的改变机制。传统上，共情这一主题在精神分析作品中是被忽视的，他们所强调的是作"精确解释"的重要性。不过，随着海因茨·科胡特自体心理学的发展，共情这一主题被放在了最为凸显的位置。科胡特提出，光解释"精确"还不够；还必须让来访者体验到被共情。

科胡特强调他所谓的替代性内观（vicarious introspection）的重要性，替代性内观指的是治疗师设身处地地为来访者着想并试图发展出一种有关来访者现象学经验（phenomenological experience）的理解的过程。此外，他还强调共情性反映（empathic mirroring）这一治疗过程在帮助来访者形成一致自我感的过程中可能发挥的作用。母婴发展研究对精神分析思想所产生的日益增大的影响为共情这一精神分析观点增加了另一个维度。例如，唐奈·斯特恩（1985）有关母婴关系中情感和谐（affect attunement）的研究，为我们提供了一个模式来理解：治疗师与来访者的情感体验相协调并与其产生共鸣的能力能够帮助来访者表达并弄懂他或她自己的情绪体验。

解释

历史上，精神分析治疗师使用的重要干预之一是所谓的解释（interpretation）。解释在传统上通常被界定为治疗师试图为帮助来访者觉察到其潜意识内心经验和关系模式的某些方面而作出的努力。从更为传统的观点看，解释与共情性反省（empathic reflection）之间的区别可以用以下的方式来界定。共情性反省指的是治疗师试图明确表达出来访者所说的内容中所内隐的含义，而解释指的是治疗师试图传达来访者意识不到的信息。

传统上，解释的准确性（这是从一个解释与来访者潜意识机能之"真实"方面的相对应情况这个意义上说的）与解释的特质或有用性（有用，是从来访者能够将解释作为改变过程的一部分这个意义上说的）是有区别的。从理论上看，一个解释可能准确而不一定有用。特质这一维度可以从多个不同的方面来谈及——例如，定时（背景合适吗？来访者愿意听到这件事吗？）；深度（相对于接近意识的材料，某个解释将关注的焦点集中于深层潜意识材料的程度如何？）；共情特质（解释在何种程度上以一种对它对来访者的自尊所产生之影响保持敏感的方式作出？它在何种程度上促进了来访者感到自己真的被理解了的体验？）。

传统上，解释一直被界定为处于从深层到表面这一连续体的不同水平上。一个深层解释所指向的是来访者深层潜意识的材料。而一个接近连续体表面一端的解释所指向的是差不多到了意识领域的经验，但也不完全如此。从这一观点看，我们可以将共情性反省界定为一种指向连续体表面一端的解释。

虽然从某种程度上我们可以说一个解释的有用性是以所解释之经验接近来访者有意识觉察的程度（几乎能够用言语清楚表达出来）为媒介的，但我们也不能否定深层解释的潜在价值，这一点很重要。例如，传统上，克莱因式解释的标志之一在于：它常常指向解释来访者经验中遥不可及的深层潜意识材料。

我们常常可以看到，来访者抱怨与治疗师在一起的经验，这些治疗师作了深层的解释，但这些解释对来访者来说毫无意义，并且让他们觉得有些恐惧、势不可挡或烦恼不安。不过，我的经验是，这种类型的解释也可以让来访者觉得有所帮助，尤其是当治疗师能够缓解让来访者难以忍受的潜意识焦虑和原始潜意识恐惧（例如，与破坏性愤怒、攻击或自我湮灭有关的恐惧）时，更是如此。在这种情况下，治疗师以一种自信的方式趋近无法忍受之经验而不会感觉被压倒的能力，会让来访者觉得很安心、包容。在这里，治疗师在作出解释时，在场和心态的特质是两个重要的因素。换句话说，治疗师愿意触及一些无名的恐惧而不会被这些恐惧所激起的任何内心感受压倒的意愿，能够给来访者提供一种安全感、安心感（来访者通常理解不了这种安全感、安心感）。

爱琳·萨克斯（Elyn Saks，2008）在一篇有关她自身如何与精神分裂症战斗的精彩回忆录中，谈到了她与一位经验丰富的遵循克莱因传统的分析师（她称这位分析师为琼斯女士）在一起的经验。这位分析师帮助萨克斯解释了诸如她的深层潜意识嫉妒以及她将愤怒、敌意等感受投射到他人身上的做法等因素，以及这些因素在导致她出现精神病症状的过程中所发挥的作用。下面，我们引用萨克斯的一段话：

> 我一个礼拜见琼斯女士三次……我向她报告我的一些幻想，还有一些我无法控制的力量，这些力量就是让我无法忍受的嫉妒。我心存恶意，我是个坏人，我是这个世界的破坏者。她一点也不害怕；她看着我的时候眼睛里没有一丁点儿惊恐。她不作任何判断，她只是静静地听着，并把她听到的内容用她理解的意思反馈给我。（Saks，2008：185，斜体字表示加重强调）

下面是萨克斯与琼斯女士之间的一段对话。

琼斯女士：告诉我你在大学里遇到了怎样的困难。

萨克斯[1]：我不够聪明。我一点用都没有。

琼斯女士：你在范德堡大学是你们班级的第一名。你在想到牛津大学时才会心烦意乱吧，因为你想成为最好的，你害怕自己不能做到最好。你感觉自己什么也不是。

---

[1] 虽然这段对话引自萨克斯的著作（2008），不过我还是将萨克斯所用的第一人称"我"改成了"萨克斯"，以避免在当前语境中产生任何混淆。

萨克斯：我从现在开始要把窗帘拉上，因为街道对面有人在看我。他们可以听到我在说什么。他们在发火。他们想伤害我。

琼斯女士：你正在把你的愤怒和敌意投射在那些人的身上。是你在生气，你在批评我。而且，你想控制此时此地的咨询进展情况。

萨克斯：我就是在控制。我控制整个世界。这个世界就在我的想象之中。我能控制这个世界以及这个世界中的所有一切。

琼斯女士：你之所以觉得一切都在你的掌控之中，是因为事实上你觉得自己非常无助。

在萨克斯看来：

虽然琼斯女士对我说的话听起来并不总能让人觉得舒服（有一多半让人觉得不舒服，让人听来觉得很吃惊，却一语中的），但她的在场（presence）一直让我觉得很舒心。她是那么冷静，那么理性，不管我对她说什么，不管我说的话有多么恶心或让人害怕，她从来都不会回避我所说的内容。在她看来，我的想法和感受没有对错，没有好坏；它们仅仅只是我的想法和感受而已。（Saks，2008：92-93）

某个解释在何种程度上会被体验为共情性解释，会受到一些因素的影响。首先，只要解释接近来访者意识边缘的感受或想法，来访者就更可能觉得自己获得了理解，因为它似乎"适合"来访者或者对来访者而言很有意义，且抓住了来访者经验中他或她自己无法明确表达的某个重要方面。从来访者感觉自己"被了解了"（很可能他或她自己往往也不知道是如何被了解的）这个意义上说，一个抓住了来访者自身无法明确表达之感受或使这种感受成形的解释，可能会被体验为共情性解释。当治疗师要表达来访者尚不明白的某些感受或体验，并帮助他或她理清混乱感和孤立感时，这一点尤其重要。

当治疗师能够以一种被来访者体验为有效、支持、肯定的方式解释某个不被承认的经验方面时，解释最有可能对来访者起到帮助作用。例如，一个咨询师若能解释潜在的悲伤、痛苦体验，同时他还能够共情性地对这些感受产生共鸣（不仅仅是在概念水平上想象来访者的观点，而且是暂时性地在个人的、情绪强烈的水平上认同这些体验），那么，他就会促进来访者产生被关联、被肯定的感受。在这种类型的情境中，治疗师的心态（state of mind，即，治疗师感觉自己与来访者共情性关联的程度）与他或她的解释的具体内容一样重要（如果不是更为重要的话）。同样，治疗师若能够解释遭到否认的愤怒感受，并暂时性地认同产生了这种体验的来访者，那么，他将帮助来访者感到自己的愤怒体验得到了理解、肯定。

只要治疗师与来访者建立了牢固的治疗联盟，而且，来访者信任治疗师，那么，来访者就会以某种更为善意的方式来看待某个可能具有威胁性的解释，因为这个解释是来访者所信任的人作出的（他相信治疗师是好意的）。还有一点也很重要，我们要谨记在心，那就是：即时的关系情境会使治疗师所说的任何内容的含义都带上某种色彩（S. A. Mitchell，1993）。用完全一样的话作出的解释，来访者可能觉得治疗师是在批评他，也可能觉得治疗师是关心他，这取决于来访者有没有感受到治疗师对他或她的尊重和关心。

任何的干预都必须根据其关系意义来理解。换句话说，当治疗师对来访者作某个特定的内容解释时（例如，"你很难信任他人是因为你过去被抛弃过，所以你现在很难信任我"），这个特定解释的意义将以来访者自身与他人之间关系的经历、治疗师自身的独特经历、这种类型的解释对治疗师而言的意义（考虑到他或她自身的特定动力的意义，例如，治疗师会不会常常因为他或她自身的特定问题而认同于那些遇到与这个特定来访者一样困境的人），以及来访者和治疗师在此时此刻有关自己和对方的感受为媒介。一个对来访者潜意识动机的深层次解释，可能会被视为不尊重他人或剥夺了他人的权力。或者，它也可能会被视为非常可靠。对于迫切地寻找一位能够给他答案的强大权威的来访者来说，这样的解释能够让他觉得治疗师是一个了解他的人，是非常可靠的人。

澄清、支持与建议

虽然传统精神分析强调不要给来访者提供过多的保证或建议，但当代许多精神分析治疗师都发现，这样的支持在改变过程中能够发挥非常重要的作用。尽管理想上，我们确实希望提高来访者自信的能力，但同时我们也认识到，许多时候，对于在困难情境之中挣扎或感觉很虚弱的来访者来说，为他们提供一个真诚的让他们觉得安心的世界可能非常重要。同样，对于感觉真的被压垮了的、困惑的或处于危机状态之中的来访者来说，及时地给他们提供一两句建议也可能是极其重要的干预。传统精神分析一直担忧：当治疗师给来访者提供建议或与来访者分享他们的观点时，就会对他们产生不恰当的影响，并且有损害其自主性的风险。不过，像欧文·雷尼克（Owen Renik，2006）这样的批评家却指出，作为治疗师，拒绝与来访者分享其观点的做法是不真诚的，因为我们的信念会以内隐的方式影响我们传达给来访者的信息，而没有给他们机会来全面地思考我们的观点并提出不同的意见（如果他们希望这样做的话）。治疗师愿意给来访者提供建议（尤其是当来访者要求治疗师给出建议时）与减少权力失衡是一致的，因为我们是与来访者"面对面地打牌"，而不是参与一个神秘化的过程。

对移情和反移情的解释

有一种最为重要的解释被称为移情解释（transference interpretation）。这是一种将关注焦点集中于来访者与治疗师之间治疗关系之此时此地（here and now）的解释。移情解释之所以被认为特别重要，是因为它们具有这样一个优势，即让来访者注意到此刻正在发生的某些事情。因此，移情解释具有一种即时的、经验性的特质。通过让来访者注意到他们的知觉与行为在此时此地是如何塑造他们有关事物之经验的，治疗师便给他们提供了一个机会，让他们在塑造其自身有关情境之经验的过程中，可以真正地观察自己。这样，他们便开始将自己视为现实建构的动因。移情解释唯一关注的焦点是治疗关系，或者探索治疗关系中所发生之事与来访者的生活（既包括现在的生活，也包括过去的生活）中其他关系的进展情况之间的相似之处。例如，有一个 35 岁左右的离婚女人多丽丝（Doris），总是抱怨她的情人在情感上不能满足她，而且，她还一直说她的上司对她支持不够。在最近的几次面询中（包括这一次），我感觉到多丽丝对我有些失望、沮丧，所以，我对她说："我想知道是不是你与上司之间的经验和此刻你对我们之间的经验有一些相似之处？"解释如果不将关注的焦点集中于治疗关系的此时此刻，就有可能产生导致理智化理解的危险。从概念或理智上理解自己在某个自我挫败的模式中所发挥的作用是一回事，对此做以经验为基础的、情绪方面即时的理解则又是另外一回事。

在许多当代精神分析治疗师看来，移情解释与探索移情／反移情矩阵的过程是分不开的。移情不是被界定为在真空中产生的歪曲知觉，而是被界定为不断进行的移情／反移情扮演中的一个因素，这一点与对双人心理学的强调相一致。因此，在实践中，移情解释通常包括不断地对"谁在关系中发挥了什么样的作用"的合作探索，在我自己的作品中，我一直用元沟通（metacommunication）这个术语来指这个合作探索的过程（例如，Safran & Muran，2000）。元沟通包括两个部分，一个是为走出当前正在扮演的关系圈而作出的努力（具体方法是将其视为合作探索的焦点）；另一个是沟通、评论正在发生之关系互动或内隐沟通的过程。这是一种为持续意识到不断发展的互动而作出的努力。元沟通有许多不同的形式。治疗师可以提供有关他或她与来访者之间所发生之事的试探性观察（例如，

"在我看来，好像我们两个人此时对彼此都非常谨慎……你是不是也有这种感觉"）。治疗师也可以向来访者传达他或她对来访者正在做的某件事情的主观印象（例如，"我感觉你此刻想摆脱我"）。或者，治疗师还可以暴露他或她自身经验中的某个方面，以此作为探索治疗关系中可能发生的某些事情的出发点（例如，"我觉得自己无力说出你此时可能认为有用的东西"）。任何属于这种类型的暴露都必定会被视为持续探索移情／反移情循环这一过程的第一步。治疗师不要一开始就假定他或她的感受是来访者以某种方式导致或引发的，而应该假定这些感受可能是了解关系中正在潜意识地扮演的某些东西的线索。

此外，记住以下这一点也非常重要，即来访者可能会把对移情的直截了当的传统解释理解为是一种批评，或者是一种高人一等的作风，尤其是在治疗联盟不牢固的情境中，更是如此。换句话说，来访者可能会把这样的解释理解为治疗师想把他或她自己从等式中抽离出来，相当于是暗示说"现在我们之间的关系之所以如此紧张，都是你的错，与我毫无相干"。在治疗师陷入某种扮演并潜意识地用解释来否认自己应为所发生之事承担责任，或者因为治疗关系中某个共同建构的模式而防御性地指责来访者时，这种情况尤其可能发生。

非移情解释

虽然我一直强调，移情解释因其情绪即时性（emotional immediacy）而具有非常重要的价值，但我们也不能低估与治疗关系无关之解释的潜在价值，这一点很重要。在某些情境中，对来访者在治疗情境以外的关系中所发生的某件事作合乎时宜的、措辞恰当的解释，可能特别有用。当来访者对情境中所发生的事情感到困惑不解，并开始考虑是某种特定的潜意识冲突在起作用这一可能性时，这种说法尤其正确。不过，要想使解释对来访者有所帮助，语境就必须让来访者真正觉得解释是一种全新的、在情感上富有意义的看待情境的方式，而不是一种对所发生事情的理智化的、枯燥无味的理解。我们很难明确地指出哪种类型的语境会促成这种新异感，只能说来访者需要体验到一种真正的困惑感并寻求理解，而解释则必须以一种促进进一步探索（而不是终止探索）的方式作出。例如，有一位 40 多岁的成功专业人士彼得（Peter），在他的妻子发现他与一个同事发生了婚外恋并威胁要离开他后，开始接受治疗。他很快结束了婚外恋，并开始寻求治疗，希望能够弄清楚一开始的时候是什么原因导致他发生婚外恋的。这是他仅有的一次婚外恋，就连他自己也觉得这完全不符合他的性格，他感觉就像是一种他无法控制的强迫行为或成瘾行为。在用了几次面询的时间对他作了了解之后，我开始感觉到，他是一个有相当强烈的愤怒情绪的男人，但他自己不承认有这样的愤怒情绪，他觉得妻子一直在贬低他，在情感上与妻子很疏远。我开始将他的婚外恋事件解释为是他试图重新肯定自己的效能感和爱的能力，是他表达对妻子的压抑愤怒的一种形式。结合他开始能够理解自己对于得到肯定和亲密情感的需要以及他的愤怒的过程，他觉得这种解释非常有帮助。

移情外解释（extratransference interpretations）之所以很有价值的另一个原因在于，来访者前来寻求治疗是为了解决其日常生活中的问题，而不是为了解决他们与治疗师的关系中出现的问题。如果治疗师将关注的焦点仅仅集中于移情解释，那么来访者可能很难发现这与他或她日常生活之间的关联。当然，在实践中，治疗师在作移情解释时，通常会通过建立治疗关系中所发生之事与来访者日常关系中所发生之事之间的关联，来减少这个可能出现的问题。虽然这种类型的解释可能非常有帮助，但就像我们在前面提到的，这种解释也会带来潜在的危险：来访者可能会认为，将这两种关系联系到一起，实质上是治疗师在指责他或她导致了治疗关系中所发生的情况，就好像是治疗师在说"你和我在一起做的事情就和你在与生活中的其他人在一起时做的一样"。这样，治疗师就不用为治疗关系中所发生的事情负责任了。在治疗联盟很脆弱或者出现了治疗僵局时，这种情况尤其可能发生。在这样的情境中，治疗师用一种真诚、开放的态度弄清楚彼此在所发生的事情中分别发挥了怎样的作用，细致地探索治疗关系中所发生的事情，可能更为有用；而不是仓促地建立治疗关系与来访者日常关系之间的关联。

发生学移情解释与历史重构

第三种重要的解释被称为发生学移情解释（genetic transference interpretation）。发生学移情解释包括这样一种假设，即个人的发展经验在当前冲突的形成过程中发挥了一定的作用。例如，如果有一位来访者倾向于过度保护他人并因而否认他或她自己的需要，那么，治疗师可能就会将此解释为这位来访者有一段保护他或她那抑郁的、脆弱的母亲的经历。

由于精神分析起源于对来访者过往的探究，因此，精神分析思想的不同要点都倾向于高估发生学移情解释的重要性。过于强调这种类型的解释会导致一些问题：它有可能会导致理智化地理解过去对当前的潜在影响，而不会带来任何真实的改变。虽然有可能出现这个问题，但一个好的发生学移情解释在帮助来访者开始用某种意义感、理解感来替代混乱感、困惑感的过程中，能够发挥非常重要的作用。它还能够帮助来访者减少过度自责的倾向，帮助他或她认识到，当前的问题是试图应对某个难以处理的或创伤性的早年情境而导致的富有意义的、可以理解的结果。例如，有一位 25 岁左右的男性来访者霍华德（Howard），他觉得生活没有方向，经常抑郁，还产生了一种不适感。他的父亲是一位非常成功的企业高管，这位来访者把他的父亲描述为一个非常有魅力的人，不管在什么时候都是大家注意的焦点。在霍华德 8 岁时，他的父母离了婚。虽然霍华德一直维持着与父亲的关系，但他觉得自己从来没有得到过父亲的认可。随着时间的推移就出现了这样的情况：霍华德不管什么时候告诉父亲他所完成的事情或者让他感到兴奋的事情，他都觉得父亲看不起他。在一次面询中，我暗示霍华德，很可能他的父亲觉得有必要"羞辱他"，因为他自身需要成为大家关注的焦点，而且，儿子的成功可能会让他产生受到威胁的感受。霍华德发现，这样的解释很有帮助，并且为他进一步探索相关的感受打开了大门。

　　当然，过多地强调追踪当前自我挫败之模式的历史根源，可能会导致全神贯注于过去并倾向于谴责他人，而不是发展出能够促进改变的力量感（sense of agency）。不过，这也不是不可避免的，如果确实出现了这种情况，我们可以而且也应该用与探索任何防御同样的方法来加以探究。

梦的运用

　　释梦（dream interpretation）一度曾被视为精神分析实践的重要内容。弗洛伊德认为，梦是"通向潜意识的捷径"，而且，他早期在精神分析理论和实践方面的一些最为重要的突破就是在解释他自己的梦和来访者的梦的过程中出现的。弗洛伊德认为，梦是愿望实现（wish fulfillment）的一种形式，他还设计了很好的方法来研究梦。从弗洛伊德那个时代起，一些精神分析学家发展出了许多不同的精神分析模式，用来概念化梦的意义和研究梦。其中一种特别有用的释梦方法是费尔贝恩（Fairbairn）提出的，他将梦中所有的人物概念化为代表自我（the self）的不同方面。例如，我以前曾治疗过一个女性来访者，当她丈夫不在家时，她非常害怕一个人睡觉。在这样的时候，她常常会梦到自己被一个连环杀手追杀。当我建议她试着换一下角色，把她自己看作那个连环杀手，她很快就体验到了与那个角色相关的攻击性感受，并最终体验到了她自己不承认的对丈夫的愤怒感受（因为她丈夫经常出差，把她一个人丢在家里）。

虽然随着时间的推移，精神分析学家已经发展出了许多不同的精神分析方法来释梦，但我认为，我们可以很公平地说，释梦在北美的精神分析理论与实践中不再像以前那样扮演重要的角色。从某种程度上，我们可以说，对移情／反移情扮演（transference/countertransference enactments）的探究已经变得更为重要。不过，大多数精神分析学家和精神分析治疗师（包括我自己）确实发现，在某些情境下，对梦加以解释真的特别有用。梦特别有用的一个情境是当来访者在治疗过程中难以触及自己的内心生活且难以表达自己的内心生活时。在这种情境下，建议来访者开始注意自己所做的梦并把梦的内容写下来，是为治疗提供材料的一种方式，这种材料是在来访者睡着的时候自然出现的，它们不会遭到同一种防御过程的限制（防御过程会在很大程度上限制经验的范围）。当然，来访者对梦的记录以及随后在面询过程中对梦的描述，往往会包括一个重构的过程，不过，重构的方式本身也可能非常有意思。释梦可能非常有意思的另一个情境是来访者报告了一个特别清晰生动的梦或者一个产生了显著的或令人吃惊的意象并引发相关情感的梦。

在听来访者描述梦的内容时，我发现，不要对梦的不同方面所具有的象征意义有任何的先入之见，也不要预先设想如何去解释梦的内容，这样做很有用。我试图用一种接纳的开放态度去倾听梦的内容，并允许梦的内容影响我自己的感受、幻想和潜意识体验。我通常会关注来访者讲述梦的方式，以及来访者在回忆梦的过程中情感体验的起伏。我常常会在一些特定的点上打断来访者，并询问他或她当时有什么样的体验。我可能一开始就会问来访者对自己所做的这个梦有什么样的看法。有时候，他或她的解释对我非常有意义；而有些时候，我发现，我脑海里出现的想法与来访者的阐释迥然不同。在这样的时候，我通常会很好奇为什么我们的解释会有如此大的差异，而且我可能会把我自己的一些想法和观点转述给来访者，并探索来访者将对此作出怎样的反应。我可能会要求来访者再一次慢慢地叙述梦的内容，并在来访者叙述过程的不同点上打断他或她，并询问他或她当时的想法。

很可能最为重要的一点是，我会向来访者强调，对于任何梦而言，解释的方法都有很多种，而且，梦的材料给了我们一个机会，让我们可以参与一种互动：在其中，我们可以试着用不同的方式来看事情，并探索这些不同的方式会对我们（包括来访者和治疗师）的理解产生怎样的影响。我强调，在来访者叙述某个梦的过程中我所想到的东西，很可能更多反映的是我自己的心理状态，而不是来访者的心理状态，不过，我会邀请他们和我一起，把我的反应、幻想、联想、想法当作一种刺激，以帮助他们回想其自身的体验，加深其自身的体验。我认为，梦的工作（dream work）是一种共同建构的建设性过程，使得来访者和治疗师可以以一种游戏的方式来处理梦的材料。这种游戏通常会用到直觉和不断的相互影响过程。相互影响的发生是来访者和治疗师以一种不受逻辑思维、线性思维限制（有关来访者日常经验的谈话往往是这种思维）的方式共同创造意义的媒介。一直以来我都特别关注梦的内容中那些可以解释为影射我们之间的关系或者影射我［精神分析学家称之为移情的影射（allusions to the transference）］的方面。稍后我在讨论西蒙妮（Simone，西蒙妮是一位接受我的长程精神分析治疗的年轻女士）案例时，会给大家提供一个临床案例来详细阐释这个过程。

对阻抗与防御的处理

在精神分析思想相对较早的时期，对阻抗和防御的解释通常被视为非常重要的技术问题。虽然弗洛伊德在他职业生涯的早期曾试图通过激发来访者探索其受到压抑的记忆和经验（尽管其内心存在一些阻抗），从而克服或绕过阻抗。但分析学家们很快就提出，对阻抗的分析或解释是治疗工作的重点，而不是揭露潜意识记忆、幻想和欲望的序曲。弗洛伊德在 1923 年提出的结构模式（structural model）促进了这一转变，各种理论发展和技术发展从结构理论中涌现出来。其中的一个发展便是自我心理学（ego psychology）传统，该传统对于探索自我在防御潜意识冲动过程中扮演积极角色的各种方式特别感兴趣。

自我心理学传统的一个核心原则是：分析要由表及里。换句话说，我们总是一开始的时候分析来访者的阻抗和防御，然后在阻抗分析过程之后，才慢慢地开始解释潜在的冲动、幻想和欲望。正如我们在前面所讨论的，从精神分析的观点看，对阻抗的探索是改变过程固有的部分。来访者必然会对改变产生冲突的感受，而这些冲突在治疗的不同阶段会有各种不同的表现。此外，阻抗的根源有无限多种，这些根源各不相同［例如，害怕改变，害怕丧失自我，回避痛苦的感受，对治疗师或治疗过程的消极感受，脱离治疗师并形成自身个性的需要，次级受益（即，维持当前的症状而获得的收益），对原有关联模式的依恋，害怕失去与依恋对象的潜意识的、象征性的连结］。

在治疗中，阻抗常见的表现方式包括面询迟到、错过面询时间、在面询过程中长时间保持沉默或不说话、在整个面询过程中只流于肤浅的闲谈或社交性交谈、不付费、顺从，以及所谓的"假装病愈"（flight into health，即，个体体验到症状快速地、短暂地缓解，以此回避探索更为深层的问题）。治疗过程中的某些行为或存在方式，在有些情境中可能预示着改善或者促进改善的进程，但是在其他的情境下，则可能起到阻抗的作用。例如，来访者报告梦的内容，可以通过沟通来访者意识不到的感受和主题，从而成为深化治疗过程的重要方式。但是，一位来访者如果每次面询都仪式化地一开始就报告自己所做的梦，那么，他很可能是为了回避探究此时此地的重要感受或主题。

防御的解释

至今已有数不清的文章和著作写到了防御解释的技术。下面，我们将简要地描述一下其中所涉及的一些原理。

第一，治疗师向来访者传达解释防御的基本原理，是围绕防御分析任务来建立联盟过程的一部分。例如，我可以对我的来访者这样说：

"人们常常会自动地或潜意识地去寻找一些方法来回避那些令其感到威胁的感受、想法、欲望或幻想，并以此作为回避诸如痛苦、羞愧等令人痛苦的感受的方式。例如，人们有时候很难保持悲伤的感受，这是因为他们害怕自己会被这种感受压垮，或者他们害怕这种感受会一直缠绕着他们。我作为治疗师的工作之一，就是帮助你们觉察到自己什么时候正在做这样的事情、如何做的，这样你们就会更有能力选择是否愿意保持某种特定的感受、幻想或欲望，而不是潜意识地去回避。充分地察觉你们经验中的这些方面，将会帮助你们更好地理解是什么东西引发了你们的行为，并且还有可能会为你们提供一些重要的信息，帮助我们更全面地理解这一切对你们而言的真正意义是什么，以及在某个既定的情境中你们真正想要的是什么。"

第二，一旦向来访者传达了基本原理，治疗师就要开始这样一项任务，即监控来访者隔断或回避其体验的各种类型与方式，并开始让来访者注意到他或她自己的回避行为或防御策略。例如：

"我注意到当你谈论你的妻子离开你这件事情时，你的声音变得非常平淡，而且，你说话的方式开始变得有些单调。你有没有注意到这一点？""我注意到当你谈论你对我们的面询的感受时，就会把头低下。你有没有察觉到这一点？"

有时候，治疗师一提醒，来访者很快就能够觉察到这些防御策略，那么，治疗师就可以紧接着问下面这样一些问题："在那个时刻，你有没有感觉到自己内心的想法？"或者，甚至可以更为直接地问："现在，你有没有察觉到自己在回避什么事情？"如果来访者能够察觉到，并开始探索一种内在体验，那么，治疗师就可以紧接着问这样的问题，如："你有没有感觉到要将关注的焦点集中到这些感受上有可能会遇到哪些困难？"

第三，在来访者一开始就能够察觉到其防御策略的情境中，重申探究防御的基本原理，并提醒他们当防御再次发生时可以尝试着将注意力集中到这些防御之上，可能会对来访者有所帮助。通过进一步让来访者察觉其在当前时刻的防御，通常会增大他们在现实生活中观察防御的可能性。这为来访者提供了一个机会，让他们可以关注当前，并真正参与一个以体验为基础的发现过程，而不仅仅是推测。治疗师可以帮助来访者探究他们防御其体验的过程（例如，转换话题、收缩肌肉从而将各种感受减至最低、理智化等），以及哪些潜意识恐惧、信念和预期阻止他们去体验某些感受、欲望和幻想。

第四，随着时间的推移，防御解释的过程从本质上会变得更具探究性、对话性和合作性，而且，"解释性"会减少（从治疗师仅仅向来访者指出他们的防御这个意义上说的）。因此，对防御的探索（exploration of defenses）这个词比防御的解释（defense interpretation）可能更为确切。还有一点也值得注意，那就是，在某种情境和某个既定行为在某个特定时刻可能发挥的功能之外，并不存在静止不动的、数量有限的防御。因而，举例来说，专注于谈论过去，有时候可能起到的是防御探索当前的功能。其他时候，将关注焦点集中于当前，有可能是为了防御探索过去。有时候，愤怒可能是为了防御悲伤；其他时候，悲伤是一种对愤怒的防御。治疗师对来访者所说或所做的任何事情的背景功能的判断，对于评估其是否以一种防御方式发挥作用来说始终非常关键。

第五，此外，还有一点也值得注意：虽然对治疗师来说，一直关注来访者陈述的风格和方式，并不断地评估他或她在当前时刻与某种突现的体验发生关联或加以回避的程度非常重要，但如果不管什么时候，只要防御一出现，就对其加以解释或探索，则并不总是明智之举。有时候，来访者会觉得探索防御的过程具有过重的面质或批判的意味，而且有可能会干扰他们在某个安全的地方逐渐与其凸现体验发生关联的能力的发展。换句话说，来访者有时候需要治疗师支持他们的防御，或者与他们结成同盟，这样他们才能够有足够的安全感来开始暴露其内在的体验。因此，我们应该有策略、有节制、明智而审慎地使用防御的解释。

修通治疗的僵局

有关其理论重要性与技术重要性的精神分析文献越来越强调，当治疗僵局出现时，一定要修通这种僵局（cf. Safran & Muran，2000）。随着时间的推移，强调的重点已经从一种观点（即，治疗过程中的僵局被视为来访者阻抗的一种机能）转到了另一种观点［即，僵局被视为一个二人互动过程，在这个过程中，来访者和治疗师被锁在了两人都感觉不可能逃脱的 "是行为的实施者还是行为的承受者"（doer or done to）的互补性困境之中］。本杰明（Benjamin，2004）、戴维斯（Davies，2004）、阿伦（Aron，2006）以及其他学者，都曾以雄辩的语气写道，在治疗过程中的有些时候，来访者和治疗师都会被困住，因为两人都不能承认对方的观点有可能是正确的，且不会从根本上以某种不能接受的方式觉得自己是错误的或不好的。例如，来访者有时候会谴责治疗师是虐待狂，而治疗师则往往觉得来访者在侮辱他。虽然治疗师可以张嘴就说，"是的，你说得对，我就是有虐待人的倾向"，但问题是，他不是真的觉得自己有虐待他人的倾向，因此，他不可能真正承认自己是虐待狂。

在这种情境下，来访者和治疗师之所以都不能真正承认对方观点的正确性，是因为他们觉得，这样做的话，就是自我背叛或损害了他或她自己的完整性。怎样才能让互动从冰冻的状态下转移出来呢？在冰冻的状态下，无非会出现这样两种情况：①要么来访者的观点有效可行，而治疗师的观点毫无重要性可言，且缺乏有效性；②要么治疗师的观点有效可行，而来访者的观点无效或不合理。治疗师的任务是促成第三种状态（即，这种状态不同于"你对我错"或"我对你错"这样的二项选择）。这个过程需要治疗师内心作出某种具有"屈服"或"放弃"性质的转变，即由于潜在的以及有时候潜意识的对于承认自我体验之分离方面的恐惧或威胁，他或她因而必须"屈服"或"放弃"某个一直以来紧抓不放的状态（Safran

& Muran，2000）。例如，有的案例中的治疗师很可能觉得，体验自我中那些确实具有虐待倾向的方面过于危险或无法忍受。而有些例子中的治疗师很可能会因为充分地认识到了自己"被欺骗利用"的经验而产生的复杂的愤怒感和羞愧感，从而感觉受到了威胁。

只要治疗师认识到并接受其自身经验之分离的方面，那么，他们就会拥有心理自由的体验，从而能够全面地评价来访者主观经验的有效性并对其产生共鸣，而不会感觉到一种内心的妥协，也不会觉得自己的主观性牺牲了或被淹没了。这种转变涉及一种向主体间性（intersubjectivity）的转变，主体间性指的是一个人能够在坚持自己的主体性的同时，将他人视为一个主体而不是客体（Benjmin，1988，1990，2004）。

终止

终止（termination）往往被视为治疗中最为重要的阶段之一。一次处理得很好的终止能够发挥非常关键的作用，帮助来访者巩固他或她在治疗中已经获得的所有收益。相反，处理得不好的终止有可能会对治疗过程产生负面的影响。在没有时间限制的治疗中，来访者或治疗师都可以提出终止这个话题。通常情况下，当来访者觉得自己已经实现了目标，或者因为治疗没有太大进展而感到很受挫时，他或她就会提出终止的话题。虽然理想的情况是，到了真正要终止治疗时，来访者和治疗师需要花一些时间坦诚地、建设性地谈一谈这个过程，这样的终止决定才是共同作出的。通常情况下，盘算着要终止治疗的来访者很难直接提出这个话题，因此，治疗师要关注暗示来访者可能在考虑终止治疗的线索，这一点很重要。例如，如果来访者总是面询迟到或取消面询，在治疗过程中参与度不够，或者问一些关于人们通常接受多长时间的治疗这样的一般性问题，那么，他或她可能就在考虑终止治疗了。

理想上，终止的决定应该是来访者和治疗师合作性地作出，而且，这个决定要给治疗的结束打上有帮助的、令人满意的记号。在现实生活中，开放式治疗的终止通常比许多教科书中所呈现的理想方式要混乱复杂一些。终止常常是一些无关因素（例如，来访者搬去了另一个城市）所导致的结果。在其他情境下，当来访者觉得治疗缺乏进展而受挫，并决定停一停或去求助于另一位治疗师时，终止会发生。

当导致终止的因素不是无关因素时，我们更常见到的是来访者（而不是治疗师）提出终止。这可能是因为治疗师在其理论取向的指导下有更大雄心的改变目标，也可能是因为来访者对治疗不满意。也有这样的情况：来访者和治疗师都觉得来访者已经实现了最初制订的治疗目标，而且，来访者先认识到了这一点并提出了终止。当来访者提出终止的话题，而治疗师觉得此时终止治疗过早或有些鲁莽时，那么，对治疗师来说，重要的是要仔细地探究来访者想要终止治疗的原因是什么。例如，有的时候，来访者之所以提出终止的话题，是因为他或她对治疗不满意，或者对治疗师感到很愤怒或失望，但却难以直接向治疗师提出来。在这样的情境下，治疗师的任务是提供一种氛围，让来访者最大限度地感觉到：治疗师真的有兴趣且愿意以接纳的态度听他或她说任何有关治疗的担忧，而且，谈论这些消极的感受或担忧是很安全的。同时，对治疗师来说，还有一点也很关键，即对于来访者不愿意谈论的答案、想法或感受，不要硬逼。治疗师需要传达对来访者隐私权的尊重，以及对他或她最终决定之合理性的尊重。

有时候，来访者提出终止的方式是，不准时参加预约好的面询，而且，在这之后不愿意预约补上这一次面询。在这种情况下，治疗师最好鼓励来访者回来至少接受最后一次面询，在最后这次面询中，来访者可以更为自由地谈论他或她的担忧，治疗师也可以更为充分地了解来访者的内心想法。这次面询有可能会让来访者选择继续接受治疗，也可能不会选择继续治疗。不过，即使他或她选择终止治疗，也增加了让来访者带着一种更富有意义的结束感（sense of closure，之前他或她可能没有这种结束感）退出治疗的可能性。

分析工作的一条重要线索是，透过表面的解释，寻找更为深层的意义或潜意识的动机。如果治疗师以一种敏感、尊重的方式探索来访者提出终止的原因，对于来访者所说的对治疗或治疗师的消极感受、矛盾感受，都持一种真正的接纳态度，在某些情形下，这有可能导致对诸如愤恨、不信任或失望等感受的探索。如果治疗师以共情的方式去倾听这些感受，则可能加强治疗关系，并使得来访者愿意继续接受治疗。相反，来访者则有可能想退出治疗，因为他或她感觉与治疗师过于亲密、非常容易受到治疗师的攻击，或者过于依赖治疗师。

　　不过，如果治疗师不接受来访者陈述的想要退出治疗的理由，而一再地让来访者承认他或她既没有体验过也没有觉察到的感受或动机，那么，来访者就有可能感到自己遭到了侵蚀、限制或者被病理化了。因此，治疗师需要在两方面间取得平衡：一方面，非常努力地试图抓住一个想要终止治疗的来访者；另一方面，不能对来访者想要终止治疗的潜在动机作恰当的探索。

　　当探索来访者想要退出治疗之愿望的过程确实导致来访者作出了终止的决定，那么，治疗师应与来访者订立一份契约，约定再做最后几次面询，以有机会以一种建设性的方式终止治疗，这样做很有帮助。这个终止的过程包括一些不同的原则，如回顾治疗期间所发生的改变，形成对于导致改变之因素的共同理解，帮助来访者认识到他或她自己在改变过程中所发挥的作用，创设空间让来访者可以表达对于终止和治疗的不同感受（既包括积极的感受，也包括消极的感受）。采用不同的干预手段促进对这些感受的探索，探索阻止体验这些感受的防御或对其作出解释，探索围绕丧失或害怕分离而产生的有可能令人感到痛苦的感受，探索对于治疗的所有失望感受，并以一种不作任何判断、不加任何防御的方式接受这些感受。

探索矛盾感受

　　我们常常可以看到，想要终止治疗的来访者会产生有关治疗和治疗师的矛盾感受，就像人类正常情况下对于所有关系都会产生矛

盾感受一样。来访者可能会体验到许多不同的感受，包括因生活中
已经发生的改变而产生的感激之情，对于终止治疗的恐惧，因不再
需要接受治疗而产生的宽慰感，因失去治疗师而感到悲伤、被遗弃
感，因没有发生的改变而产生的失望感，因为没有实现最初制订的
一些治疗目标或其他一些对于治疗和治疗师的失望而产生的对治疗
师的愤恨感。所有这些感受都不是相互独立的。对于治疗师来说，
重要的是为来访者提供一个安全的地方，让他们可以探索并表达对
于治疗的不同感受，使得他们可以在更大程度上获得治疗经验的结
束感。有些来访者可能很难承认自己有任何的消极感受，因为他们
害怕（这种害怕有可能是有意识的，也可能是潜意识的）会有损积
极的感受、伤害治疗师或者激怒治疗师。有些来访者则难以感知或
表达感激之情。当来访者很难感知或表达感激之情时，如果治疗师
对于来访者所表达的消极感受持一种真正的接纳态度，那么，来访
者可能更容易感知到积极的感受。此外，治疗师这么做还有助于让
来访者认识到，矛盾的感受是可以忍受的。同样，对于治疗师来说，
不要对来访者所表达的积极感受不屑一顾也很重要。体验和表达感
激之情，并得到他人亲切认可的过程，是成长过程的一个重要部分。

建设性地处理终止期间所产生的反移情感受

像来访者一样，终止也必定会让治疗师产生各种不同的感受。
作为治疗师，我们必然希望自己的治疗对来访者有所帮助，希望对
他们的治疗取得成功。因此，当来访者对于治疗结果不如我们希望
的那样满意时，治疗师有可能就会产生不舒服的感觉，而要处理这

些不舒服感，是非常困难的事情。对治疗师而言，当来访者因为难以治愈而单方面终止治疗时，消极感受尤其可能出现，特别是当治疗师曾努力试图满足来访者的需要，但却没有取得成功，或者当治疗师总是成为来访者批评的对象或成为其被动—攻击性行为所攻击的对象时，更是如此。在这样的情境下，治疗师可能很难忍受来访者的消极感受，而不将治疗缺乏进展的原因归咎于来访者。而这进而又会导致治疗师在个人治疗或督导中，更能接受他或她自身的个人失败和限制。对来访者来说，记住以下这一点非常重要，即有机会感觉到治疗师的失败，并表达出对此的消极感受，而不带有任何打击报复的想法，也不会感觉这样做过于伤害或摧毁治疗师，这种机会很可能是改变过程中一个非常有价值的部分。例如，它可以帮助来访者知道他或她并不需要去保护对方的感受，或者，消极感受不是毒药，并不需要把它们隐藏起来。这进而又能帮助来访者获得内心的解放，并最终能够体验到对治疗师以及其他人的亲近感和感激之情。

创设一种能够容忍矛盾心态和结束感缺乏的氛围

终止过程的一个重要方面包括弄清对于治疗的完整体验，并确立一种结束感（sense of closure）。不过，对治疗师来说，还有一点也很重要，即治疗师要认识到并表达出对于这样一个事实的正确评价：治疗师和来访者在一起面询的过程中以及他们之间的关系旅程中可以获得一种结束感，但结束的程度往往是有局限的。生命是一个不断发展的过程，随着来访者拥有的生活经验越来越多，他们花在治疗上的时间所具有的意义以及他与治疗师之间所建立的关系的意义，也会随着时间的推移而不断变化。治疗师常常会有这样一种感觉，即在治疗的过程中，贯穿来访者生活轨迹和在世存在（being in the world）方式的某些线索会出现，变得更为明确而清晰、具体而形象，且能够让人弄懂；而其他一些线索则会变得较为模糊或难以捉摸。

对于一些出现在治疗关系中并随时间推移不断展开的主题，或者一些让人沮丧、烦恼的与他人发生关联的模式，治疗师可以用建设性的方式来加以修通，并采用一些帮助来访者在其生活中获得动向感和控制感的方式来进行理解。到治疗结束时，相比之下，其他一些主题则不太能让人理解，并一直神秘难懂（对于这些神秘难懂的主题，如果根据来访者后来生活中所出现的经验和改变，则可能更好懂一些）。学会与矛盾心态和完整结束感的缺乏共处，是一项重要的发展性成就。事实上，关于智慧（wisdom）这一主题的经验研究表明，这种对于矛盾心态的容忍，是一个更为高级的认知—情感发展阶段（Sternberg & Jordan，2005）。对于这种容忍矛盾心态之能力的培养，可以说是治疗的一个重要副产品，尤其是当治疗师能够看出对于这种容忍能力的培养是"足够好的"终止的一个副产品时，更是如此。

改变机制

到目前为止，我们已经讨论了干预的原理，接下来，我们来探讨一下通常所假设的在改变过程中发挥积极作用的若干潜在机制。例如，解释是怎样促成改变的？为什么说移情很重要？治疗关系是通过哪些方式促成改变的？情绪在改变过程中有怎样的作用？非言语沟通又有怎样的作用？改变在何种程度上发生于意识水平之上？

使潜意识变成意识

精神分析理论假定有许多不同的改变机制，而且，随着精神分析理论的发展与激增，大量概念化改变过程的新方式不断出现。在最为基本的水平上，存在这样一种理解，即改变往往与使潜意识变成意识（making the unconscious conscious）有某种关系，或者，用弗洛伊德一句经常被引用的名言来说，"本我所在，自我即至"。虽然弗洛伊德在其一生中对改变过程之本质的理解不断发展，但他的成熟思想的中心观点是，改变指的是觉察到我们自己的本能冲动以及相关的潜意识欲望，然后学会以一种成熟、理性或反省性的方式来处理这些本能冲动和潜意识欲望。因此，弗洛伊德的一个重要前提假设是，我们常常会受到自身觉察不到的潜意识欲望的驱使，而这种觉察的缺乏通常又会损害心理的自由，并导致我们做出自我挫败的行为。在弗洛伊德看来，我们常常会欺骗自己这样做是有理由的，而这种自我欺骗往往又会限制我们的选择。通过察觉到我们的潜意识欲望以及对这些欲望的防御，我们就能够扩大自己的选择范围。因此，从某种意义上来说，我们降低受潜意识因素驱使的程度，便具有了更大程度的能动性。

情绪领悟

一直以来，精神分析学家倾向于认为，领悟（insight）或理解在精神分析改变过程中具有特殊的作用。有这样一种重要观念认为，精神分析是通过使潜意识变成意识来发挥作用的，而且，这样做的主要工具是通过使用言语解释（verbal interpretations）给来访者一些领悟，使其可以理解塑造其经验与行为的潜意识因素。而且，精神分析学家一直都强调情绪领悟（emotional insight）的重要性——也就是，将概念性的内容与情感性的内容结合到一起，这样，来访者的新理解便具有了一种情绪即时的特质，且不会被归为对日常机能没有任何影响的理智理解领域。很长时间以来，精神分析学家坚持认为，增加领悟具有情绪特质之可能性的重要方法之一是，通过使用移情解释（Strachey，1934），使用移情解释会让来访者反思他们对于治疗关系的即时体验，而不是建构一种抽象的阐释。换句话说，通过直接观察自己建构当前时刻以及在此时此地之行为的方式，来访者便能够发展出一种自我体验，即他们是建构／创造其自身经验过程中的一个动因。

很早以前，像奥托·兰克、桑多尔·费伦奇这样的精神分析圈内人便提出了担忧，他们担心有些精神分析学家会改变精神分

析的发展方向，朝一种更强调理智的方向发展，他们感觉这样的
方向所具有的价值要有限得多（Ferenczi & Rank，1925/1956）。
而且，毫无疑问，像弗里茨·佩尔斯（Fritz Perls，格式塔治疗的创
始人）这样持不同观点的精神分析学家发展出了一种高度的反理
智（anti-intellectual）立场，以反对精神分析中出现的过度理智化
（overintellectualization）倾向。总体而言，我的印象是这样的：当
代美国精神分析敏感性已经听进了对精神分析理智化倾向的批评，
并重点强调改变过程中以情感为基础的经验方面。

清楚地表达感受与愿望

在精神分析治疗中，清楚表达感受与愿望的过程是改变的另一
种关键机制。正如前面所讨论的，情绪是在与环境相互作用的过程
中出现的一种以生物为基础的有关自我的信息，它们通过进化过程
与物种密切地联系到了一起，而且在物种的生存过程中发挥着适应
性的作用。健康的机能包括情感信息与更高水平的认知加工之间的
整合，这样才能以一种基于机体需要（而不是受机体需要的限制）
的方式做出行为。情绪与愿望紧密相关，当个体体验到情绪并清楚
表达出情绪，就有可能导致个体做出适应性行为。因此，举例来说，
如果一个个体很难在恰当的情境中体验到愤怒情绪，那么，他或她
很可能就不能获得那些能够帮助其以一种恰当的攻击性方式或自我
肯定方式做出行为的信息。一个难以体验到悲伤感受的个体，则很
可能很难寻求他人的安慰或呵护。

在精神分析治疗中，有很多不同的干预原理可以帮助来访者获取被防御了的情绪及相关的愿望，包括移情、对分离经验的解释、对防御（这些防御干扰了对具有潜在适应性的愿望和经验的体验）的解释或探索。从更为含蓄的层面上说，来访者在一个安全的情境中，在一种确证的治疗关系中体验并表达感受及相关愿望的做法，很可能在挑战潜意识的关系图式（这些潜意识的关系图式往往会干扰对这些愿望的体验）方面发挥重要的作用。

创造意义与历史重构

前来寻求治疗的人们通常都不同程度地难以建构有关其生活的富有意义的叙事。建构意义方面的失败可能包括两种，一种是缺乏叙事（叙事通常能帮助人们弄懂其体验或整个生活中的一些重要方面），另一种是存在适应不良的叙事（这种叙事是人们为弄懂其体验而建构的）。

而且，建构一种有关早年经验在导致个体问题出现的过程中所发挥之作用的可行的叙事论述的过程，还可能减少自责体验（自责体验常常会使得情绪问题复杂化，加重情绪问题）。通过逐渐地理解自己的情绪问题来自于一些心理应对策略，这些应对策略虽然在当前背景下适应不良，但在早年机能失调的处境中是具有适应性且说得通的，来访者便能够宽恕、接纳自己，并开始发展在当前情境中具有适应性的应对策略。

通常情况下，来访者前来寻求治疗的问题会超出对某些特定症状的担忧，而扩展至一种更具弥漫性的无意义感（sense of meaninglessness）和生存绝望（existential despair）。当发生这种情况时，来访者要探索、澄清他们自身的价值，并和治疗师进行一次有意义的对话，这样有助于他们适应自我，并更为细致地去感觉对自己有意义的东西。对来访者来说，意义建构的过程通常包括：在与治疗师的关系背景中，更为清晰地觉察并表达出自身情绪体验的细微差别，这样他们便能够开始获得一种更强的活力感，并感觉到自身的内心体验。

觉察潜意识动机

    觉察潜意识动机是在精神分析治疗中最早提出的改变原理之一。弗洛伊德的根本假设是，我们常常会受到自己觉察不到的力量的激发，而这种觉察的缺乏往往又剥夺了我们选择的自由。除此之外，我们行为背后的动机很复杂，而且常常又是相互矛盾的。在精神分析术语中，这被称为多因素决定原理（principle of overdetermination）。例如，一个人会通过接受精神教义来培养一种谦卑、自我牺牲的态度。这种谦卑并珍视他人幸福的愿望是真实的。但同时，谦卑的姿态有可能是为了掩盖或部分地防御一种想被公认为很特别的需要，而自我牺牲的伦理观在某种程度上则可能是一种自以为是的想在道德方面优于他人的愿望的表现，其中还包含了他或她自己所不承认的愤怒和攻击性。只要我们觉察不到自己的动机，我们的选择程度就会降低。我们常常会因为某些自己都不理解的原因而做一些事情，并因此会为结果感到吃惊和失望。而这导致个体产生一种牺牲感，而不是动因感。

增强力量感

来访者在开始治疗时，力量感往往很弱。他们常常认为自己在症状面前毫无办法，是不幸命运的牺牲品，是他人恶意或忽视的牺牲品。他们通常看不到自己的症状与其自身内在冲突及人际关系冲突之间的关系。

我们还可以看到，人们通常不会承认自己在导致生活中一再重复的冲突模式的过程中也发挥了一定的作用。随着来访者越来越正确地理解症状与其存在方式，以及他们自身在导致生活中的冲突模式方面所发挥的作用之间的关系，他们便能够在生活中逐渐体验到更大的选择程度，同时也逐渐能够将自己视为动因，而不是牺牲品。这种不断增强的对个人力量感的觉察或理解，必定以经验为基础，而不是纯概念性的。

正确理解个人力量感的局限

不过，体验到力量感仅仅只是成功的一半。另一半是正确理解并接受我们个人力量感的局限（Safran，1999）。在像我们这样的文化中（这种文化提倡这样一个神话，即只要我们喝下了正确的酒或驾驶了正确的车，那我们就能"拥有一切"），很容易感觉到有什么东西正在消失，或者我们不知怎的就落后了。虽然相比

于欧洲传统的许多精神分析变体，美国的精神分析往往具有更多
的浪漫情感，但它也依然承认，我们所体验到的自由是受到我们
自身性格结构、环境现实以及生活中不可控之偶然事件限制的自
由。温尼克特（1958，1965）曾谈到过他所谓的最佳幻灭（optimal
disillusionment）在成熟过程中的重要性。在他看来，我们在早年的
时候不能清楚地区分幻想与现实，我们期望自己的需要会神奇地得
到满足。随着我们不断成熟，并不可避免地在真实世界的生活中体
验挫折、失望，我们就会经历一个幻灭的过程。如果我们的父母和
环境对我们的需要没有任何反应，那么，这种幻觉就可能是创伤性
的，而且，我们可能会丧失内心的活力感、希望感和真实感。我们
可能会过度适应他人的需要，并发展出温尼克特（1958,1965）所谓
的虚假自体（false self）———也即是，一种对外在现实的需要作出反
应但却与内心的活力感和真实感失去了联系的存在方式（Winnicott，
1958，1965）。不过，如果我们的父母对我们的内在需要作出了充
分的反应，那么，这个不可避免的幻灭过程就会以一种最佳的或者
"足够好"（good enough）的方式发生，我们就会放弃早年幻想的
一些方面，而没有让早年的活力、玩性完全消失。在温尼克特以及
其他精神分析学家的研究基础上，一些当代精神分析学者谈到这是
一种"放弃"（surrender）经验，即我们"放开"并接受事物原来
的样子，而不是试图将它们变成其他的样子（例如，Aron，2006；
Benjamin，2004；Ghent，1990；Safran，1993，1999）。从某些方面看，
相比于强调通过意志力和决定来改变的传统西方观点，这种对放弃

在改变过程中之所用的精神分析取向的理解，与有关改变的矛盾的东方观点更为接近。

新的关系体验与治疗关系的内化

除了强调情绪体验之外，精神分析理论还强调治疗关系本身作为一种改变机制的作用。虽然治疗关系的确切作用一直存在争议，但所有研究者基本上都认为，通过以一种不同于其父母的方式做出行为，治疗师便能够为来访者提供新的关系体验，这种新关系体验通常会挑战他或她的适应不良的关系图式、工作模式或内部客体关系。精神分析理论中的这一条线可以追溯到 20 世纪 30 年代桑多尔·费伦奇（1980a，1980b）的研究和詹姆斯·斯特拉奇（James Strachey，1934）的一篇具有创新性的文章。20 世纪 50 年代，弗朗兹·亚历山大（Franz Alexander，一位移居到了美国的匈牙利分析学家）提出了一种改变理论，他称之为矫正性情绪体验（corrective emotional experience）（Alexander，1948）。亚历山大认为，对治疗师来说，重要的是要形成一种来访者有关与他人关系之本质的歪曲信念的阐释，然后，有意地将他或她置于对此信念构成挑战的情境之中。例如，有一位来访者，他或她的父母过于侵犯其隐私，那么治疗师要做的重要事情可能就是，特别尊重这位来访者对于隐私的需要。在当时，亚历山大的观点引起了非常大的争议，与他同时代的一些学者认为这个观点具有操作性。但它同时也触到了那些一直以来都相信将精神分析与其他治疗取向区分开来的是它对发现真理（而不是使用暗示的力量来治愈来访者）的强调的分析学家的痛处。

洛伊沃尔德（Loewald，1960）在一篇有代表性的文章中，也强调治疗关系本身就是一种改变机制。但不同于亚历山大的是，他清楚地表明，他不是在提倡一种新的技术程序。相反，他提出，儿童通过认同于他们的父母并内化他们与父母之间的互动而不断成长，而父母通过内化与他们自己的治疗师之间的互动而成长，这两种方式是一样的。在他看来，治疗师的解释活动为来访者提供了一种调节、整合的机能，而导致改变的正是来访者对这种与治疗师的整合经验的内化。

当代精神分析理论家广泛地接受了对亚历山大和洛伊沃尔德的观点的修正变体，他们提出，治疗师作为来访者的一个新客体（而不是一个类似于其父母的旧客体）而发挥作用的能力，是一种重要的改变机制（Cooper，2000；Greenberg，1986）。从这一观点看，来访者在人际关系中通常会潜意识地让他人（包括治疗师）扮演的角色与其父母所扮演角色的一些重要方面相一致。因此，举例来说，如果来访者的父母爱挑剔或虐待成性，那么，这位来访者就会表现出以引发治疗师挑剔行为或虐待行为为目的的行为方式。正如我们在前面所讨论的，治疗师的任务是逐渐挖掘正在表现出来的关系情节，这样治疗关系才能最终发挥一种新关系体验的功能，而不是原有关系体验的重复。与矫正性体验概念不同，这种当代的观点并不认为治疗师应该或能够形成一种有关来访者所需要的那种新关系体验的先验阐释，然后有意地让来访者扮演某个特定的角色。相反，它强调要接受扮演某个原有客体之角色（即，成为来访者特有的关系情节中的一个角色）的必然性，然后，努力地从这种角色中摆脱出来或加以挖掘，并成为一个新的客体。

情感沟通

在精神分析理论中，有一个基本的假设，即认为人们之间的沟通有一个很重要的部分是在潜意识水平上发生的。这个假设到底是什么意思呢？早期精神分析理论在这一点上有些模糊不清，不过我们在弗洛伊德早期的技术论文中可以查阅到这个潜意识沟通的概念。例如，在一篇早期的文章中，弗洛伊德曾建议咨询师应该学会：

"将他自己类似于一个接受器官的潜意识转变为用来传递来访者的潜意识。他必须调整自己以适应来访者，就像听筒要根据话筒来加以调整一样。就如同听筒在电话线（电话线就是由声波设置的）中将电振荡转变为声波一样，医生的潜意识因而也能够（根据他所接收到的潜意识的各种衍生物）重新建构潜意识，当然这是由来访者的自由联想决定的。"（S. Freud，1912/1958：115）

当代有关情绪的研究表明，人们非常擅长于解读他人的情感表现，而不需要有任何的意识觉察（例如，Parkinson，1995）。当代许多受到了发展研究影响的分析学家提出，早期母婴沟通是在一个情感的、身体能感觉到的层面上发生的，早于婴儿任何概念能力或象征能力的发展。像埃德·特罗尼克（Ed Tronick，2007）、比阿特丽斯·毕比（Beatrice Beebe）（Beebe & Lachmann，2002）这样的发展研究者都已观察到，母亲与婴儿的非言语行为（例如，凝视、做出某种姿势、充满情感的语调等）间存在一个不断相互影响的过程，在这个过程中，母亲和婴儿通过非言语语言，或者说在一个前象征水平上进行互相沟通（Tronick，2007）。所以说，我们的第一种关系体验是在言语领域之外发生的，并在前象征水平上用符号表现或加以编码，或者就像莱昂斯-露丝（Lyons-Ruth，1998）所说，是一种内隐关系认知（implicit relational knowing）。内隐关系认知指的是我们在关系中通过某种行为或感受表现出来的感觉到的感受（felt sense），而不是用语言表达的感受。因此，它是一种程序性知识，是一种对关系中没有在语言水平上加以编码之存在的认识。

从历史上看，使潜意识变成意识的过程，或者说将内隐关系认知转换成象征形式的过程，一直被精神分析学家优先定为一种改变机制。用符号表示内隐关系认知的过程，从语言方面给人们提供了一个机会来思考：他们的前言语的、内隐的或潜意识的假设如何塑造了他们理解关系的方式、解释他人行为与意图的方式、在关系中的行为方式，以及如何导致他们通过自己的行动而与他人建立关系的。不过，精神分析理论家越来越强调，要认识到治疗师与来访者之间情感的、非言语的交流本身作为一种改变机制所发挥的重要作用。

容纳

随着时间的推移，我越来越相信，治疗师需要发展的重要机能之一是内在机能，而不是技术机能。这种内在机能指的是在对来访者面询的过程中要关注我们自己的情绪，并锻炼自己以一种非防御的方式容忍并加工痛苦或使人心烦之感受的能力。我们怎么样才能帮助来访者坚信当我们自己都开始觉得没有希望时，一切就都完了？我们作为治疗师在给一个极具敌意或总是贬低他人的患者面询时，该怎样处理自己的感受？当我们像来访者一样，开始感到绝望时，该怎么样处理自己的感受？

英国精神分析学家威尔弗雷德·拜昂（1970）称这个过程为容纳（containment）。在拜昂看来，儿童通常会防御一些对他们而言过于危险或有害的感受，将其投射到父母身上，这是正常发展过程的一部分。拜昂认为，儿童（以及来访者）不仅想象这些不可接受的感受是照看者或治疗师的，而且，他们还会巧妙地施加压力，引出治疗师的分离性感受。因此，举例来说，体验到了恐惧感和恐怖感的来访者，往往会分离这些感受，并以巧妙的方式引发治疗师产生这些感受。拜昂还建立了理论，提出儿童需要父母帮助他们加工原始的情绪体验，这样他们才能学会忍受这种原始体验，用符号来表示这种原始体验，并弄懂这种原始体验。

儿童或来访者是怎样引发其父母或治疗师的强烈感受（有时候是分离性的感受）的呢？虽然拜昂没有详细地阐释其精确的机制，不过，当代情绪理论和研究表明：①我们常常看到，人们能够在没有意识觉察的情况下体验到情绪的非言语方面；②正如我们在前面所指出的，人们非常擅长于解读他人的情感表现并对其作出反应，而不需要有任何的意识觉察（例如，Ekman，1993；Greenberg & Safran，1987）。从本质上说，容纳的过程是概念性的、情感性的。帮助儿童或来访者用语言将其感受表达出来，当然是其中的一部分。更具挑战性的成分包括，对我们（父母或治疗师）被引发出来的强烈感受进行加工和控制，这样，我们自己的情感反应就能够有助于调节对方的情绪，而不是更进一步地失控。

自我情感调节与交互情感调节

在许多研究发现的基础上，毕比和拉赫曼（Beebe & Lachmann，2002）发展出了一个自我调节与交互调节的平衡模式或中性模式。他们提出，心理健康的个体有能力在以下这两者之间灵活地来回变换：①利用他或她自己的自我安抚技能调节痛苦的情绪体验；②利用与他人的关系来帮助调节情绪。结果，母婴观察研究却发现，依恋安全性（attachment security）往往与母亲和婴儿之间中等程度的情感和谐相关。其母亲总是与她情感不和谐的婴儿，往往会形成不安全的依恋，这一点我们都不觉得奇怪。随着这种模式的继续，婴儿常常会表现出这样的倾向，即过于依赖使用自我调节的策略。这些策略包括吮吸拇指、凝视厌恶（gaze aversion）、注意力不集中等。

不过，也有研究发现（很可能这个发现不那么明显），其母亲总是与她情感和谐的婴儿，也往往会形成不安全的依恋。这很可能是因为双方的过度和谐反映了她对婴儿独立性或分离的焦虑，也可能是因为婴儿的过度警觉反映了他缺乏对关系的安全感，或者两种情况兼而有之。相互和谐的模式（这种模式往往与依恋安全性相关）是中等程度的——位于情绪忽视和专注于情感联系这两个极端之间。

从出生伊始，自我调节便在个人的机能中扮演极其重要的角色。自我调节包括各种用来控制唤醒、保持警觉、在刺激过度时抑制唤醒、加工和处理各种感受以及建设性地使用情感反馈的策略和行动。自我调节对于关注环境并参与到环境之中的能力发展有重要的促进作用。正如我们在前面指出的，对婴儿而言，自我调节的策略包括凝视厌恶、吮吸拇指等。而在成人身上，这些策略则可能包括幻想、做白日梦、象征性制作（symbolic elaboration）、防御、理性自我应对策略、自我确证（self-reassurance）等。

以健康的方式调节自身情绪体验的能力，是一个重要的发展过程。在婴儿身上，这种能力是通过成为人际关系体系一部分的经验发展而来的，在这个人际关系体系中，他们不仅有影响照看者的经验，而且还有被照看者影响的经验。例如，婴儿一哭泣，母亲就赶快去抚慰他，于是婴儿安静了下来，而母亲进而也感觉松了口气。婴儿生下来以后，照看者需要花一段时间才能适应婴儿的特定气质及其转换情绪状态的特有方式。不过，随着时间的推移以及通过一个相互适应的过程，该人际关系体系中便会逐渐形成一种特定的可预见性。该体系中的每一个搭档常常会不断地发生改变，同时又转而被非言语行为节律的即时协调过程所改变。只要出现一个健康的发展过程，两个搭档就都会开始相信该体系的可预见性。这种对于该体系之可预见性的内隐信任（implicit trust），使得婴儿即使在照看者不在时也能够调节自我，同时，还使得婴儿能够知道在需要时如何寻求照看者的抚慰，并觉得照看者的反应具有抚慰性。

虽然探究自我调节与交互调节在治疗过程中之作用的研究刚刚起步，但现存的母婴观察研究能够为我们提供有用的模式，能够有助于我们推测治疗中所发生的一些非言语改变过程，并进一步精炼我们有关容纳中所涉及之机制的理论理解。

例如，有一位 50 岁的律师詹姆斯（James），他在严重的重性抑郁症康复一年以后，开始接受我的治疗。虽然他不再长期抑郁，但这却成了他的次重性抑郁症（second major depression），所以，他迫切希望开始治疗过程，以降低将来复发的可能性。在治疗的早期，詹姆斯有一件事情给我留下了很深刻的印象，那就是他沉默寡言的风格。他在我们的面询中几乎不表现出任何的情绪，虽然似乎很迫切地渴望得到我的帮助，但在另一个层面上，我却感觉到他很难从我所说或所做的事情中找到任何的价值。詹姆斯是一个聪明、受过良好教育且爱思考的人，他读过很多心理学的书，而且，对于任何问题，他似乎都预先就有了答案。随着时间的推移，在我理解了他的人生经历后，我开始有了这样的推测，即他过度依赖于使用自我调节技能，而且，很难利用与他人的关系来调节情绪体验。

　　相反，伊丽莎白（Elizabeth）却表现出了想要从我这里得到抚慰、安慰和肯定的迫切需要。她似乎不具备自我调节情绪的能力。而且，虽然有时候我所说或所做的事情似乎起到了暂时性的使她感到安心或抚慰的效果，但这些效果持续的时间总是很短暂。而且，她还总是用一种强烈、愤怒且强制的方式，来表达她想从我这里得到肯定、安慰的需要，就好像她预期不管她想要从我这里得到什么都不会得到一样。随着时间的推移，我开始了解到，伊丽莎白的父母曾在情感上与她极不和谐，并一直忽视她，给她留下了创伤，而且，她常常一个人处于巨大的恐惧情绪之中。由于没有任何一种包容性的环境，因此伊丽莎白不能发展出任何的自我调节技能，而且，她总是不顾一切地试图强制他人给她抚慰。这不仅反映了她完全缺乏自我调节的技能，而且还反映了她对于继续被他人忽视的痛苦的、令其感到愤怒的预期。

　　对于詹姆斯和伊丽莎白，治疗过程的一部分都是继续试图理解他们的自我调节和交互调节风格何以让我很难提供他们所需要的东西。这包括不断地探索他们和我在治疗关系的此时此地所发生的事情。还包括这样一个过程，即和他们一起一边思考，一边说出发展经历是如何在其当前情感调节风格的发展中发挥重要作用的。不过，有一种有机过程也同样重要（如果不是更为重要的话），通过这个过程，我们之间不断发展的关系有助于我在对他们进行面询时，发展出更大的能力来调节我自己的情感体验。同时，詹姆斯和伊丽莎白不断变化的内隐关系认知，也使得他们可以更易于接受我提供给他们的东西，并以他们一开始无法做到的方式利用我们之间的关系。所以说，这是一种共同发展的关系舞蹈，使得我和我的来访者（詹姆斯和伊丽莎白）可以同时发生改变。

破裂与修复

特罗尼克（2007）证明，在正常的母婴面对面互动中，两个人之间情感和谐的比率不到 30%。从和谐到不和谐再到和谐状态的转变，平均每 3 ~ 5 秒会发生一次。特罗尼克假定，这个不断地相互破坏与修复的过程，在正常发展过程中有非常重要的作用。它有助于婴儿发展出一种内隐的关系认知，表明自我及他人都有能力修复关系的破裂。这种安全的内隐关系认知在日常生活中发挥着适应性的作用，因为它使得人们可以在一生中不断地调节其对于和谐与关联的需要，同时它还给他们提供了自我效能感，并相信他人知道人际冲突和误解并不一定都是灾难性的。这个范式为理解重要的非言语机制提供了一个有用的模式，通过这种重要的非言语机制，修通来访者与治疗师之间不可避免会发生的误解及关系破裂的过程，通常会促进来访者内隐关系认知的改变。

关于破裂与修复的原理已逐渐在许多精神分析理论家的思想中占据重要的地位，被视为改变过程的一个重要因素。例如，海因茨·科胡特（1984）就将修通治疗师不可避免之共情失败的过程视为一种重要的治疗机制。从他的观点出发，当治疗师能够对来访者的失败体验产生共情，就会发生这样一个过程，即在这个过程中，来访者开始内化治疗师的共情性在场（empathic presence），并导致来访者发生一种结构变化，使得他们能够接收治疗师的某些共情机能或反射机能。要让个体保持一种自我内聚性（self-cohesiveness），这些机能非常重要。

我沿着相似的思路写道，修复治疗联盟中的破裂，可能是一个非常重要的改变过程（例如，Safran，1993，1998；Safran，Crocker；McMain & Murray，1990；Safran & Muran，1996，2000，2006；Safran & Segal，1990）。这种对于修复治疗联盟中之破裂的重要性的强调，如今已经受到了来自不同治疗传统的理论家和研究者的关注，而且，越来越多的经验证据支持这一改变机制的重要性（要回顾这类文献，可参见 Safran，Muran & Eubacks-Carter，2011；Safran，Muran，Samstag & Stevens，2001，2002）。

会心时刻与意识的并矢展开

一群精神分析取向的母婴研究者描画了两种相关的改变机制，他们将基于其实证发现的观点应用于发展有关成人心理治疗中之改变过程的理论。这个群体即波士顿改变过程研究小组（Boston Change Process Study Group，BCPSG），他们将关注的焦点广泛地集中于改变过程的非言语方面（BCPSG，2010）。例如，BCPSG（2010）提出，来访者与治疗师的每一个二人团体都会以其各自关系图式的交叉为基础，发展出独特的、重复出现的互动模式。来访者和治疗师都会将他们各自的内隐关系认知带进治疗关系中，随着关系的发展，他们会形成各自对关系的理解（这种理解至少有一部分是在内隐层面上发生的）。在 BCPSG 看来，在治疗中内隐关系认知得以改变的重要媒介之一是，来访者与治疗师之间的主体间性增强时刻的体验。在这里，我们对主体间性的概念界定与诸如杰西卡·本杰明（Jessica Benjamin）等理论家所作的界定是不一样的（正如我们在前面所描述的）。在这里，我们将它的概念界定为一种认知—情感连结感，即两个人同时掌握了同一个现实版本时所产生的体验。

我们将这些主体间性增强了的体验称为有意义的时刻（moments of meaning），指的是突然朝着理解一个与"此时此刻我们之间所发生的事情"相似的变体的转变（Stern etal，1998：908）。虽然这种转变看似在一个概念水平上发生，但重要的是，我们还要指出，它常常也会在情感水平上发生。一个会心时刻（a moment of meeting）不仅是"大脑的会心"，同时也是"心灵的会心"。它会创造新的主体间环境，使内隐关系认知领域一直处于警备状态。这种情况一旦发生，治疗师和来访者都要立刻从自身的惯常角色中走出来，这样就出现了一种新的双向状态。通常情况下，当来访者表现出一种质疑或挑战当前对内隐关系之理解的行为方式时，就到了会心时刻这个阶段。这个阶段被称为一个现在的时刻（now moment）。

要想让会心时刻发生，治疗师不能用一种规定的技术来作出反应，也不能以任何简单或直接的方式遵从理论的指导。一个现在的时刻并不会给治疗师太多的时间来思考怎样才能作出最佳的反应。例如，有一个我治疗了一年的来访者，有一天走进我的办公室，一下子坐到了我的椅子上，而不是他或她的椅子上。我该作出怎样的反应呢？如果有来访者问我一个非常私人的问题，而我并不确定探索这个问题背后的动机是不是会更好，那我是应该诚实地回答，告诉他我通常不会回答这样的私人问题，还是以一种我之前并不一定有过预期的方式来作出反应呢？

当治疗师以一种自然的或可靠的方式（这种方式常常包含了我的个人烙印）来回应这种挑战时，会心时刻就会出现。欧文·霍夫曼（Irwin Hoffman）的一个临床趣闻，便是这种情况的一个例子。霍夫曼（1998）回忆了这样一个经历，当时他还是一位正在接受培训的分析学师，有一次，他的一位来访者突然问他："霍夫曼医生，我真的有必要躺在这张长椅上吗？"霍夫曼想了一会儿，然后回答说："如果我想从这个研究院毕业的话，那你就真的有必要。"然后，他和他的来访者都大声地笑了起来。

埃德·特罗尼克（2007：403）也加入过 BCPSG 一次，他根据自己早先所描述的有关母婴情感和谐与不和谐的研究，提出了另一个改变原理。他提出了这样一个问题："为什么人们会如此强烈地想要寻求主体间情感连结？为什么情感连结的失败会对婴儿的心理健康产生如此大的危害？"特罗尼克假定，每个人都是一个自组织系统（self-organizing system），能够创造他或她自己的意识状态，而当与另一个自组织系统合作时，他或她的意识状态就能扩展成为更为复杂、更为一致的状态。从这个观点出发，治疗过程中所发生的部分事情便是：来访者通过形成与治疗师之间在情感方面很强烈的主体间连结，他或她的意识便能够吸收新的信息，且变得更为复杂、更为一致，从而扩展他或他的心理状态。从这个观点出发，不仅治疗师会传授来访者新的概念信息，而且，与治疗师的主体间连结过程也会让来访者能够在更高的复杂性水平上扩展并重组他或她的意识。

心理化

近些年来，彼得·冯纳吉（Peter Fonagy）及其同事有关情感调节和心理化（mentalization）的理论研究与实证研究，在精神分析学家中已变得越来越有影响力（例如，Fonagy，Gergely，Jurist & Target，2002）。在依恋理论与研究的基础上，冯纳吉与同事将心理化能力或反省机能界定为：将自己或他人视为具有心理深度之存在的能力。这使得我们不仅可以根据所观察到的行为或即时反应，而且可以根据我们的体验以及对自我和他人的潜在心理状态（包括欲望、感受、信念等）的理解，来对我们的体验作出反应。因此，它指的是一种不仅能够提取、反省我们自身的思想、感受、动机，同时还能够思考他人之心理状态的能力。这样，我们便可以将心理化视作自我觉察与观点采择（perpective taking）的结合（或者，这两者很可能是一种辩证关系）（Holmes，2010）。

在这个方面，通过详细阐释本杰明（2004）先前提到过的主体间性概念，我们便可以进一步澄清反省机能（reflective functioning）概念。在本杰明看来，主体间性的能力是一种发展性成就，它指的是这样一种能力，即一方面能够坚持将自己视为具有可靠观点的主体的自身经验，另一方面能够将他人视为具有他或她自身的独立的愿望、需要及信念（这些对他们自身而言非常重要）的主体（Benjamin，1988，2004）。只要个体具有主体间性的能力，那他或她便能够提取自己的感受、愿望、欲望，并接受其根本的合理性。同时，他或她还能够将他人视为具有同样复杂且富有意义的愿望、意图及需要的主体，而不是将他们视为客体或者只是他或她内心剧本中的一个角色。因此，治疗通过促进心理化能力的提高，便能够促进改变。从理论上说，这种能力的提高应该非常重要，因为心理化能够发挥非常重要的作用，它使得个体在认识到并接受他或她自身的感受和需要的同时，还能够提供协商自我及他人之需要所需的工具，从而以一种具有适应性的方式管理人际关系的复杂性。

　　治疗过程是怎样提高来访者的心理化能力的呢？这里，有许多不同的因素都发挥了一些作用。第一，就像健康发展过程中所发生的一样，治疗师充当来访者的安全依恋对象的能力，为来访者发展心理化的能力提供了条件。治疗关系的安全性通常会有助于来访者探索一直以来都被分离开来的感受和意图。第二，探索移情与反移情的过程通过帮助来访者觉察到其自身的内在体验，以及其行为影响治疗师体验的方式，从而使得来访者发展出更大的心理化能力；治疗师在这样的背景下所作的审慎的自我暴露，能够帮助来访者发展出更大的鉴别力，来理解他人的主体性。

　　第三，修通治疗联盟中的破裂或治疗僵局的过程，也能够帮助来访者发展出更大的心理化能力。治疗师有时候不可避免地会无法实现来访者对于他们所能提供的东西（例如，完美的和谐、如魔法般地改变来访者的生活）的理想化幻想。当发生这种情况时，治疗师的任务是以建设性的方式修通这些破裂；同时，即使他或她并非总能实现来访者的愿望和欲望，但也要对他们的这些愿望和欲望产生共情。正如前面所描述的，这会导致一种最佳幻灭，它会帮助来访者开始将治疗师体验为是够好的（Winnicott，1958，1965），而且是一个真实的客体，而不是他们所幻想的一个理想化客体。同时，治疗师有能力对来访者未得到满足的需要和愿望产生共情，往往有助于来访者将他或她的这些欲望体验为是合理的，即使它们不能得到满足（Safran，1993，1999）。

　　最后，只要治疗师在心中牢记，他们的来访者是具有其自身的主观感受、意图及欲望的个体，那么，来访者就更能通过其治疗师的眼睛，将自己看作是具有自身合理感受与体验的独立个体。尤其是在治疗障碍更为严重的来访者（例如，患有边缘性障碍的来访者）时，随着时间的推移，来访者越来越清楚地认识到治疗师在面询期间或治疗过程中的休息时间（例如，去度假的时候）能够将他们牢记在心上。这种认识通常能够帮助他们形成一种客体恒常（object constancy）的体验（即，他们能够坚持认为治疗师是一个一直关心他们的真实个体，即使他或她不在跟前，也会关心他们）。

长程精神分析治疗的原理与短程精神分析治疗的原理

在这个部分，我们讨论了长程精神分析治疗的原理与短程精神分析治疗的原理。尽管两者之间存在一些非常重要的相似之处，但也有一些重要的差异。此外，我还提供了一些临床案例来说明这两种治疗方法。

长程密集型治疗

不管一周见治疗师三或四次会不会有帮助，但强调速度与效率的当代文化并不会轻易支持这种需要来访者密集参与的工作。从我自身的实践看，对不同的来访者，我面询的频率是有相当大的差异的，有的来访者一周来三或四次，但大多数来访者一周来一或两次。

曾有一度，精神分析学家认为，每周频繁的面询和长程的治疗是移情得以产生的必要条件。如今，一种更为常见的观点认为，移情和反移情事实上在治疗一开始就已经存在了。不过，治疗师需要用一段时间和来访者频繁接触，才能变成来访者在其生活中对其产生了强烈感受且通常不允许其在意识范围内出现的那种类型的关键人物。例如，某个人的情侣能够让他或她产生更为原始的、孩子般的感情和攻击性，但他或她通常不会在工作场所将这些感受表现出来。此外，由于改变过程的一个重要方面是通过与治疗师的关系体验本身发生的，因此，治疗师在来访者的生活中变得越重要，治疗关系中的体验就越有可能对来访者产生建设性的影响。

　　有时候，一些学生会问我："当来访者一周只来一次时，我们是否有可能进行真正的包括发展强烈移情并仔细探索移情／反移情动力的精神分析治疗。"我的经验是这样的，有没有可能通常取决于来访者。当治疗频率保持在一周一次时，有些来访者能够与治疗师建立牢固的联盟；同时，他们还有能力探索有关治疗关系的强烈的冲突感受。而对其他来访者来说，要做到这一点，要困难得多，因此，对于这些来访者来说，更为频繁的接触非常重要。有些来访者，不管接受面询的频率是怎样的，他们都完全不具备心理能力和情绪能力从这种对治疗关系中所发生之事所作的密集型探索中获益。这并不是说他们不能从精神分析或精神分析取向治疗中获益，而是说对移情／反移情动力的探索不能成为他们改变的首要媒介。

　　长程的开放式精神分析治疗有一个特征，即它总是给人一种过程不断发展、不断发现并易于出现新主题的感觉。这种姿态要求来访者和治疗师都应具有某种对于模糊性的容忍力。而在来访者表现出了某种迫切需要或处于危机之中的情境里，这种开放式取向就有可能是成问题的。在这样的情境中，对治疗师来说，重要的是要对来访者的需要作出反应，并以一种更为主动、直接的方式将关注的焦点集中于那个特定的问题上。一旦这种即时的危机或急迫感退去，来访者就有可能对继续以一种更为开放的发现导向方式接受治疗产生兴趣，当然，还有一种情况，他们也可能会在这个时候终止治疗。不管是哪一种情况，对治疗师来说，这一点都非常重要，即对来访者的需要作出反应。

西蒙妮：长程精神分析治疗的一个例证

西蒙妮（Simone）是一个年轻的非洲裔美国女人，我曾对她进行了四年的治疗。在这四年中，我每周见她三次。她 26 岁时开始接受治疗。西蒙妮一开始选择接受治疗，是因为她有一种"一般性的空虚感"，而且，她还表现出了中等程度的贪食问题（包括饮食作乐问题和催泻问题）。她在一家健康食品店从事兼职工作，经济方面主要靠父亲的支持。上大学时，西蒙妮主修的是美术，但到她接受我治疗的时候，她所做的事情与她在大学时所接受的专业教育已几乎没有什么关系。她特别迷人，很聪明，善于表达，穿着也很讲究。从一开始，我就被她活泼、爱开玩笑的方式以及她的幽默感所吸引。而且，从治疗早期，我就开始注意到，她总是在自恋似的夸大自己（在这种状态下，她否认自己有任何的需要，也从不自我怀疑）与坦率且易受伤（这种状态出现的频率要少一些，在这种状态中，她能承认自己感到非常不合群、孤独）这两种状态之间摇摆不定。

西蒙妮在郊区一个中产阶级家庭中长大。她上的是一所相对富裕且大多数同学都是白人的学校。当我问她作为学校中唯一的黑人孩子是怎样的感受时，她否认说有任何的不适感和没有归属感。她告诉我，她生活中的大多数朋友都是白人，她对此从来没有想太多。在治疗过程中，我们一起探索了这样一个问题，即接受一位白人治疗师的治疗对她而言是否有重要的意义。一开始，她否认说这没有什么，就像她否认自己作为大多数同学都是白人的学校中为数甚少的几个黑人孩子中的一个有什么感受一样。不过，慢慢地，随着时间的推移，我们终于能够对这个问题作了更为深层的探索。

西蒙妮有两个哥哥和一个妹妹。她的父亲曾是一名 MBA，在她长大后，父亲成了一名企业管理人员。她的母亲是一名护士。在西蒙妮 6 岁的时候，她的父亲离开了母亲。这么多年来，她的父亲和母亲一直保持着分分合合的关系，而她的母亲一直希望她的父亲能与她复合。

在西蒙妮小时候，对于父亲什么时候会在家，是完全不可预期的。他会不定期地（例如，一个月或两个月一次）回家，然后总是与母亲大吵一顿，第二天一大早就离开。西蒙妮是这样描述她的深刻记忆的：她那个时候总是跟在父亲的车子后面跑，大声地哭着。她说，一开始的时候，当她得知父亲会回家，就会非常兴奋。最后，她不再感到兴奋了（这是一种自我保护的手段）；之后，转而进入了第三种状态：她体验不到任何的感受，而是假装很兴奋以避免与父亲疏离。

在西蒙妮逐渐长大的过程中，她的父亲一直与她保持联系，即使是现在，他也会不定期地联系她，带她出去吃中饭或晚餐，并计划着再来看她，之后又不可避免地再次从她的生活中消失。在西蒙妮谈到她的父亲时，我常常有这样一种感觉，即他们的父女关系有那么一点儿乱伦的性质。我也很难弄明白为什么我会有这样的感觉。西蒙妮从不承认她与父亲的关系中有任何真正的性侵犯行为发生（在我看来，也绝不会发生这样的性越界行为）。但是，她讨论与父亲之间的关系与相处方式，总是充满了一种浪漫的气息。她传达了这样一种感觉，即她对于与父亲之间的关系互动感到尴尬、羞愧，而且，她感觉到，她的父亲也觉得有些尴尬（"就好像是他在约会一样"）。另一个导致我推测西蒙妮在童年时期很可能有过一段时间的性侵犯的因素是，她有时候会谈到自己身上散发出一种"恶心的能量"，这种能量会将他人都赶走（我的经验是，我们常常可以看到，在童年时候曾遭受过性侵犯的来访者会以某种根本的方式感觉到恶心）。西蒙妮在小时候是否有可能遭遇过性侵犯这个主题，在我们的面询过程中没有作充分的探索。不过，我自己推测，很可能正是这种性侵犯影响了她现在与男人建立恋爱关系的能力。我还在心里想，是不是在西蒙妮小时候，父亲或另一个男人给她造成的某种性创伤，影响了她与我发生关联的方式，也使得她很难接受我的支持和照顾。

西蒙妮说，在她小的时候，母亲一直很反复无常，一会儿雷霆大发，一会儿又表现出非常脆弱，要依赖于她。她记得，自己要保持高度的警惕，随着母亲的心情而变化自己的态度，以免她把怒气发泄到自己身上。她还记得，自己学会了照顾母亲的情绪——现在，这已成了西蒙妮很独特的一种存在方式。她是这样描述她的母亲的：母亲是一个情感上非常匮乏的人，依赖性强，对她的判断非常武断。对于母亲的这种批判性观点与有关父亲的理想化观点（她认为父亲独立性强，是她要认同的对象）形成了对比。

西蒙妮在学校里非常害羞，她认为自己"很丑"。她的第一段恋情发生在高中快要结束时。她与一个男孩谈了一年的恋爱，但没有发生性关系。当这个男孩高中毕业上了大学时，西蒙妮与他最好的朋友谈起了恋爱，不过持续时间很短。有一次，她与他发生了性行为，而她觉得这是一种可怕的创伤。当她描述了为什么会觉得这种事是创伤的原因时，我开始感觉到，在她的思想中隐藏着一些半错觉的思维（通常情况下，她将这些思维控制得很好），而这正是我们的面询工作要做的第一点。西蒙妮告诉我，在这件事之前，她一直相信她会通过纯洁之胎（immaculate conception）来生小孩，但现在，这是不可能的事情了。

在结束与这个男孩的关系之后，她开始有了同性恋关系，在治疗开始的时候，她仍保持着一段同性恋关系。在接受治疗之前，西蒙妮保持时间最长的恋爱关系（即，继她高中第一个男友之后的那段恋情）仅持续了一个月。通常情况下，当开始感觉到对方"在情感上过于匮乏"（这显然是她内心不可避免会发生的情况），她就会终止这段恋爱关系。西蒙妮在开始接受治疗时，并不认为自己生活中长期恋爱关系的缺失是一个问题，也不认为这是她想要改变的事情。

在治疗的过程中，我和西蒙妮花了相当长的时间，对那些导致她产生空虚感和贪食行为的因素进行了探索。她所表现出来的以自我反省的方式看待自身感受与行为的能力波动非常大（这种巨大的波动不仅表现在面询过程中，而且还表现在治疗的不同阶段）。不过，有时候，在她感觉较为安全、较能打开心扉时，也会表达一种

想要改善人际关系性质的想法、一种想要建立长期恋爱关系的愿望
以及一种想要弄清那些干扰因素的好奇心。我们对她父亲的不可预
期性如何导致她发展出反依赖的态度进行了探索。此外，我们也探
索了她为何认同于父亲（以及他明显的情绪超然态度）并拒绝承认
自己较易受伤的依赖方面（她认为这一点与母亲有关，在她眼里，
母亲是很可怜的）。我们还探索了她的贪食行为与她想要填补内心
空虚体验之欲望之间的关系，以及分离的独立感之间的关系（这些
独立感既与当她感觉到情侣对她的"需要"时所产生的厌恶感相关，
也有她难以让他人以一种照顾的方式与她发生联系有关）。

在治疗的不同时间点上，西蒙妮透露了半错觉思维
（semidelusional ideation）的其他因素（例如，一种持续存在的认为
她将通过纯洁之胎来生孩子的信念，一种认为她所遇到的某些人具
有特殊能力的信念，一种认为她能解读他人心理的信念）。在这样
的时刻，西蒙妮常常会试探性地用一种自贬的幽默风格透露一些信
息，就好像在说："我完全没有把这个当一回事儿。"她不停地一
会儿说她感觉我是多么相信她，一会儿又说她是多么愿意表现这种
类型的信念。她对于我不理解她的信念或者不能完全接受她的信念
的恐惧，一直是我们讨论的焦点。

在整个治疗过程中，西蒙妮一直专注于各种新时代的信念与观
点。她会花几个小时的时间在书店的书架上浏览新时代的书，就好
像她迫切地想用这些书中的内容来填补她所描述的内心的"空洞"
或"空虚"。不可避免的是，西蒙妮每次都不能带着满足感离开书

店——厌烦这种行为，但却不能获得满足。一段时间后，我们逐渐将这种行为理解为与她的贪食行为功能相似（即，迫切地想要填补一种内在的空虚体验）。

治疗开始几个月后，西蒙妮参加了一种宗教礼拜活动，而且，在接下来两年的治疗时间中，她一直参加这种活动，且参与的程度有所增强。一个重要的探索焦点是她担心她的精神兴趣会与心理治疗相冲突。此外，在礼拜活动中，西蒙妮分离的依赖需要所产生的影响更为充分地显现了出来。虽然她一开始对礼拜活动及其领导者感到很怀疑，但随着时间的推移，她变得更为用心地参与其中了。她想把自己完全交给礼拜活动及其领导者的愿望，变得越来越明显了。不可否认，完全由其他人来掌管她的生活，在任何既定的情境中，告诉她该做什么、不该做什么，这样的前景对她来说是很有吸引力的。

正如前面所讨论的，治疗过程中一直交替出现两种不同的情况，一种是西蒙妮似乎能够打开心扉，并参与到探索过程中；另一种是她表现出高度的防御，抵制我为探索潜在的感受或寻求更为深层的意义而作出的任何尝试。虽然这两种交替出现的状态一直没有完全消失，但经过治疗的过程，它们出现得不那么频繁，也不那么强烈了，而且，西蒙妮也能够更好地探索她的内在体验以及我们之间的关系对她而言的意义。

在治疗开始的时候，我就感觉到，西蒙妮一只脚踏进了治疗，但她的另一只脚却还在门外。她常常会错过面询时间（宣称说她忘了），或者是迟到15 ～ 20分钟。虽然偶尔她会愿意探索她之所以错过面询或面询迟到的潜在感受或因素，但大多数时候，她是抵制对此作任何探索的。我发现自己很焦虑，害怕她会突然退出治疗，且担心我为探索她的矛盾心态而作的尝试会加速她的离开。我还发现自己感到有些担心，担心她把我为探索她的矛盾心态而作的尝试视作我自己的需要。结果，我比通常探索来访者有关治疗的矛盾心态时表现得更为犹豫不决。

有一段时间，我们的面询工作有一部分包括探索她对接受治疗的随意态度是怎样引发了我的焦虑感，而这进而又导致我难以将自己完全带进关系之中，并表达我对她的关爱感受。我开始将我们之间所发生的事情界定为一种扮演，在其中，西蒙妮自身对于依赖的焦虑导致她在我们的关系中缺乏投入，而这进而引发了我的各种感受，包括焦虑以及因自己的局促不安而产生的羞愧感等。西蒙妮的回避风格导致我对依赖产生了冲突的态度，并担心自己会被视为有需要的人，而这干扰了我的能力，使我不能以建设性的方式探索西蒙妮在我们之间的关系中所发挥的作用。

随着时间的推移，我的反移情感受中更为清晰地出现了另一个较为微妙的因素。我在第一次见到西蒙妮时，就觉得她是一个非常有魅力的人，并对她活泼、爱开玩笑的举止以及幽默感印象深刻。我发现自己很期待给她作面询，我不否认，她对我的吸引力在其中发挥了某种作用。但随着时间的流逝，我感觉到，西蒙妮外表的吸引力让我有一种抽象的、脱离了实体的感觉。虽然西蒙妮还是表现出爱开玩笑的举止，但我一点都不觉得她轻佻，而且，尽管我事实上依然觉得，从一种抽象的意义上说，她非常漂亮，但有些让人感到吃惊的是，我对她的感觉竟然没有一丝一毫性吸引的意味。我在心里想，我的反移情的这个方面有没有可能与她为了使我们的关系对她而言更安全而在心里让我失去性能力的倾向有关。这个主题没有充分展开，而且，我们在面询中也没有时间对它作更进一步的探索。

一段时间后，我觉察到西蒙妮有一种自恋夸大的特点——她坚信自己什么都知道，其他任何人（包括我）跟她说的话都没有什么价值。这种态度一开始并没有明确地表现出来，而是随着时间的推移，当我开始觉察到自己对于不能说出任何她能真正接受之东西的反移情感受，且能将我的感受用作出发点，开始探索我们的关系中所发生的事情时，才慢慢表现出来。慢慢地，西蒙妮终于承认她不相信我会跟她说什么有用的东西。最终，她还清楚地表达了一种潜在的恐惧，即她害怕如果变得更善于接受，那她就会依赖于我，就会容易遭到遗弃。过了一段时间，西蒙妮和我终于能够根据她小时候遭遗弃的经历，来理解她的反依赖倾向（counterdependency）和自恋性防御，而她也变得更能敞开心扉，接受我的建议。对她来说，一个重要的困境是以下这两个方面之间的冲突：一方面，她害怕依赖于他人，觉得没有人（包括我自己）能够给她提供任何有价值的东西；另一方面，她又迫切地希望他人能够以一种有助于她不再觉得那么孤独的方式引入他们的主体性。

　　在整个治疗的过程中，我们以各种不同的方式对这些主题进行了探索。举一个例子，我描述了西蒙妮在接受第五个月的面询时所报告的一个梦，这个梦让我们得以探索了她有关我们关系中的依赖性的矛盾感受，并暗示了她有关性欲、男人、依赖性以及我们之间关系的复杂感受。她是在他父亲邀请她暂时搬去他的公寓住一段时间后不久报告这个梦的，他的父亲到这个城市来出差时偶尔会住在这个公寓里。

　　西蒙妮：我和一些人一起在一个海滩上，他们正在逗弄一只小狗。他们把小狗的半个身子浸在水中……也许是为了让它平静下来。但小狗很不高兴。所以，我决定把小狗接过来由我来带它玩……我看到了一只公狗，我想这只公狗应该是小狗的父亲……但很奇怪，因为这只公狗有乳房。所以，我把小狗带了过来，把它放到了他父亲的乳房上，接着，这只小狗看起来就很开心了。

　　沙弗安：你是怎么理解这个梦的？

　　西蒙妮：嗯，那只狗很可能事实上是我的父亲，而这可能与我搬到他的地方住有关。

　　沙弗安：有点道理……不过我也在想……这事实上只是一种猜想——所以，你不必对我所说的话过于当真，可能你梦中的那只公狗是我。

　　我是以一种试探性的语气说出这句话的，目的是为了让她可以很容易就忽视这一点，而不会感觉自己受到了忽视；同时，我还试图通过这种方式来判断，她在多大程度上能够认识到此时此刻我们之间关系中的亲密感和依赖性。

西蒙妮：我没有想到这一点。

沙弗安：这会让你产生什么样的感觉？

西蒙妮：我不知道……我得想想。

接着，她向我说起了另一个梦的片段。

西蒙妮：在梦中，我看到了大学时指导新生学科问题的老师艾玛（Emma）……她是女的，但当我看她的影子，却发现那是一个男人的影子。

沙弗安：你是怎么理解这个梦的？

西蒙妮：我不知道。

沙弗安：你之前告诉过我，你上一次去看艾玛时，感觉有些不太舒服，因为她觉得很需要你。（之前，西蒙妮曾告诉过我，艾玛对她来说就是需要的象征。）

西蒙妮：是的，这就好像是她一直试图照顾我，给我提供指导，让人感觉好像有一种潜在的绝望……或者说是需要……就好像她可能需要把我当成女儿或者别的什么。

我心里想她所指的是不是我们之间的关系。很可能西蒙妮觉得我试图帮助她只是我自己的某种需要的表现。不过，我决定不去探索这种对我们之间关系的潜在的影射，因为我担心她会觉得这样做太过危险。在接下来的面询中，西蒙妮继续谈论她做的梦。

西蒙妮：我在想我做的那个有乳房的公狗的梦……这个梦让我感觉很不舒服。

沙弗安：你愿意探究一下是什么让你感觉不舒服吗？（这是一种防御分析。）

西蒙妮：嗯，这个梦里有些东西让人感觉很讨厌。我真的不喜欢认为自己正得到你的照顾。有些东西太可怕了。

沙弗安：什么东西可怕？

西蒙妮：嗯，我的意思是我正依赖于你，而这会带来一大堆的感受。

我们继续探索它所带来的各种不同感受：恐惧、渴望、厌恶、对于遭遇遗弃的恐惧，等等。

西蒙妮：你对我来说真的不是一个父亲的形象……就好像你不是一个男的。就好像你只是存在于我的头脑里。

沙弗安：你说我不是男的，你能多说说这一点吗？

西蒙妮：嗯，你不给我建议，也不告诉我该怎么做。

沙弗安：你想让我给你建议吗？

西蒙妮：不想。

沙弗安：为什么不想？

西蒙妮：因为那样我就要依赖于你。你不像我父亲那样。他的事情很复杂。

此时，西蒙妮转而谈起了她对于她所谓的与父亲之间的"性能量"（sexual energy）的复杂感受。她说，她的父亲每次带她出去吃饭，总是会明确地告诉别人她是他的女儿，就好像是要确保不会有人认为他们之间是恋爱关系。她说到了这样一个事实，即在父亲去外地时，她有时候会睡到父亲的床上，而且睡到他的床上让她感觉很不舒服，因为她知道"那是他与别人寻欢作乐的地方"。

我心里想，对西蒙妮来说，在心里使我失去性能力非常重要，因为我对她来说扮演的很可能是父亲的角色，而这对她而言可能具有危险的性意味。但这个时候，我依然什么都没有说，因为我觉得时机还不到。

在接下来的面询中，西蒙妮自然而然地提到了这种可能性，即她梦中那只有乳房的公狗可能代表的是我。我们继续探索了这种可能性对于正在接受面询的她来说意味着什么，而且，在整个治疗的过程中，围绕依赖性、性欲及恋爱关系（既包括与男人的恋爱关系，也包括与女人的恋爱关系）而产生的交织在一起的冲突主题不断地展开，且变得越来越清楚、明了。

大约在治疗进行到一半的时候，西蒙妮与吉姆（一个 30 岁的非洲裔美国音乐家）谈起了恋爱。吉姆是西蒙妮成年后谈的第一个男性对象。一段时间后，西蒙妮终于感觉到了自己对吉姆的渴望，她希望他们之间的事情能够解决。我从来没有向西蒙妮表达自己更希望她与男性（而不是女性）谈恋爱，而且，我也没有感觉到自己有这样一种偏好。虽然西蒙妮还不能解释为什么会产生与男性谈恋爱的兴趣，但我想，很可能是她对我这样一个男性治疗师越来越信任的过程，帮助她开始体验到男性总体而言还是较为安全的，而且不太可能会像她父亲那样遗弃她。不过，我觉得西蒙妮还没有准备好在治疗中明确地探索这样一种可能性，所以，我没有说出来。

最终，吉姆还是抛弃了西蒙妮。在我印象中，她感到极度痛苦，接着关上了心门，再一次否认她对他或其他任何人（包括我）的需要。在此期间，她突然冒出了这样的念头，即退出治疗，离开这座城市，去一个与她所参加的那个宗教礼拜相关的静修处。在我对她所发生的事情作了拓展性探索但却没有效果之后，我开始慢慢地为她提供一种更为支持、容纳的环境，试图在这样的环境中反射出她显性水平的体验，或对这些体验产生移情。这样持续了大约两个月后，西蒙妮才开始在情绪上再次放开，对探索持更为接受的态度，而且，她不再说要退出治疗了。

在这之后，她开始与不同的男人约会，最终与一个名叫斯科特的男人确立了关系。正是在这段关系背景中，她才有了自成年后第一次与男人的性行为。后来，她相当鲁莽地搬去和斯科特住到了一起，她和他一起住了大概三个月的时间。在这三个月中，她一直在对于日益亲密之关系的强烈矛盾感受以及对于依赖他人和被吞噬的恐惧中挣扎着。我们在治疗中花了相当多的时间探索她在协调他的需要与自己的需要方面存在的困难；同时，我们还探索了她与斯科特的关系中出现的主题与移情之间的相似之处。

随着时间的流逝，西蒙妮发现自己越来越难以忍受与斯科特在一起生活，有时候她会觉得斯科特过于需要她，有时候她也承认自己害怕被遗弃、被拒绝。最后，她还是离开了他，与另一个男人走到了一起，这个男人跟她一样，也是那个宗教礼拜的成员。与此同时，她再次谈到了退出治疗的可能性，坚持说她感觉自己已经好多了，她已经实现了治疗开始时确定的目标。有一段时间,我一直温和地、尝试性地与她一起探索了这样一种可能性,即她之所以想要退出治疗,(至少部分)是因为她想避免因我们之间关系的日益亲密而引发的强烈矛盾感受。慢慢地,她逐渐认识到这种可能性是对的,并开始随之进入下一个治疗阶段,在这个阶段,她有很长一段时间一直保持相当信任、开放的态度。

虽然在这个阶段,西蒙妮依然一会儿陷入自我反省,一会儿又关上心门,在情感上不与我靠近,但这种摇摆的强度相比于以前有了很大程度的下降。此外,在这个阶段,西蒙妮的贪食行为也有了非常大的改善,她不再那么专注于进食。自大学毕业后,她第一次开始从事与美术相关的工作,并觉得这是一件能够让她感到满意的事情。我和西蒙妮继续对她在治疗关系中以及一般关系中有关亲密关系的矛盾感受以及对于依赖的恐惧作了探索。她还开始更为坦诚地谈到了觉得自己与他人"不同"的感受,因为她的大多数朋友都不是黑人,于是,我们也探索了她对于接受一位白人治疗师治疗的矛盾感受。我们还探索了以下这些方面,即为什么不管在白人世界还是在黑人世界,西蒙妮都没有完全的归属感,以及这种没有归属感如何导致她产生了一般性的隔离感和孤立感。

在我们最后六个月的治疗工作中,西蒙妮开始与她生活中另一个名叫贾马尔(Jamal)的男人确立了恋爱关系,与她之前的恋情相比,这段恋爱关系发展出了一种更为稳定的特性。虽然她不是一点没有矛盾感,但是她能够更好地承认自己对于贾马尔的依赖感;而且，对于自己对他的需要，也不再持那么强烈的自我批评态度。她开始不间断地在健康食品店工作，并计划在父亲的经济资助下，等存够了钱就回大学进修一些平面设计的专业课程。

在终止治疗前两个月，西蒙妮便提出了终止的可能性。不过，与之前相比，这一次的事情给人的感觉完全不同。这一次，我们两个人都很明确，她在生活中已经有了一些非常重要的改变，虽然我们都不清楚以后她是否会维持现在的恋爱关系，或者是否会坚持回大学进修的计划，但我们有一种共同的感觉，即与刚开始接受治疗时相比，她已经开始走上了一条不同的道路。我们提前确定了终止的日期，在剩下来的治疗时间里，我们探索了她在整个治疗的过程中所发生的改变，以及她有关终止的感受。

一开始，她否认对于退出治疗有任何的矛盾感受，并表达了一种对于"靠自己的力量做一些事情"的渴望，因此，她再也不需要我的帮助了。我心里想，此时让她退出治疗会不会有点儿过早，并担心她能不能保持已经取得的获益。我还怀疑，她这一次想要终止治疗的计划会不会还是与她对于亲密关系和被遗弃的恐惧，以及对于依赖他人的厌恶有关。但同时，我也想到了这样一种可能性，即我的反应可能只是反映了我自己不愿意放开她的想法，而且，很可能反映了我自己某种程度的自恋倾向，以及对于自己在她生活中的作用的过高估计。

我向她暴露了一些这样的感受，而这促使她开始探索一些有关退出治疗的矛盾感受。最后，她终于承认因为越来越依赖我而感到

> > > >

很焦虑，对退出治疗后的生活也感到有些害怕，而且——快到结束的时候——她说她对于结束我们之间的关系感到很悲伤。在结束治疗时，我明确地告诉她，她随时都可以跟我联系，让我知道她过得怎么样，或者如果她需要的话，可以再安排一次面询。

大约两年后，我收到了她的一封信。在信中，她告诉我，她现在一切基本上都好。显然，她在终止接受我的治疗后大约四个月，便离开了贾马尔。三个月后，她与另一个男人开始了另一段恋情，至今，他们的关系依然很稳定。现在，她在一家小公司担任平面设计师，她觉得这份工作很有挑战性，不过让她挺满意的。西蒙妮写道，偶尔她还是会陷入贪食的状态，尤其是在困难的生活时期（例如，与贾马尔分手的时候）。不过，她写道，总体而言，与当初开始接受治疗的时候相比，她的贪食行为控制得好多了。总的来说，西蒙妮觉得我对她的治疗很有帮助，而我也这么认为。我有这样一种感觉，即我们的治疗工作已经达到了某种深度，这使得她可以在生活中作出一些重要的改变，同时还能作出一些重要的内在改变。我还感觉到，还有很多主题尚未探索，如果接受更多治疗的话，西蒙妮将能获益更多。有可能她会在以后的生活中再次接受治疗，甚至她以后可能会与我联系，探讨接受进一步治疗的可能性。不过，与此同时，我认为，在任何治疗中，没有哪个故事可以完全展开，在任何既定的时间点上，一个特定的来访者和治疗师都能到达某个深度，并完成他们在那个时间准备好且有能力完成的事情。

短程治疗

虽然一直以来，精神分析几乎可以说是长程开放式治疗的同义词，但短程精神分析治疗也有相当长的历史，而且在过去的20年中，短程精神分析治疗已变得越来越常见。正如前面所指出的，最初所有的精神分析治疗从本质上说都是短程的（相对于当代的精神分析治疗标准而言）。桑多尔·费伦奇用大量不同的积极干预手段进行了试验，以加速改变的过程，包括确立时间限制（time limits）。费伦奇还与奥托·兰克（Ferenczi & Rank，1925/1956）合作，写下了如何利用积极、直接的干预手段来促成一种更为快速、有效的治疗。后来，兰克（1929）试着使用短程的、有时间限制的治疗，以此调动来访者的意愿，并突出强调依赖性与分离问题。

现存的短程精神分析治疗或短程动力治疗有很多种。梅瑟和沃伦（Messer & Warren，1995）将现存的各种短程精神分析治疗分为两种：驱力/结构治疗取向与关系治疗取向。所有的驱力/结构取向都赞成一种自我心理学观点，强调对欲望/防御冲突的解释是促进改变的一个重要成分。这些取向从本质上说都具有相当大的对抗性，它们总体上采用一种单人心理学观点，几乎不关注治疗师在发生的扮演中所发挥的作用。驱力/结构取向的一些著名例子有大卫·马兰（David Malan，1963）的取向和彼得·西弗尼奥斯（Peter Sifneos，1972）的取向。

关系取向最为著名的变体很可能是莱斯特·卢博尔斯基（Lester Luborsky，1984）的取向和汉斯·斯特鲁普（Hans Strupp）及其同事（Binder，2004；Levenson，2010；Strupp & Binder，1984）的取向。这些取向将问题界定为是由内部客体关系构形（这些内部客体关系构形本身也是与早期照看者的关系障碍所导致的结果）所导致的经常出现的适应不良的人际行为模式的结果。虽然这些取向并不排除对欲望／防御冲突的强调，但它们特别关注这些欲望／防御冲突的人际关系背景与经常发生的人际关系模式在来访者的日常生活及治疗关系中出现的方式之间的关系。

虽然这两种类型的短程治疗在理论和技术方面有重要的区别，但大多数取向都具有一些共同的特征，这些特征将它们与较为长程的精神分析治疗区分开来。这些共同的特征包括：强调在治疗早期形成案例阐释，利用这种阐释确立一个焦点，并在整个治疗过程中保持这个焦点；治疗师高水平地参与治疗活动（这是相对于许多长程精神分析治疗来说的）；提前确立面询的次数或明确的终止日期，并强调为来访者修通终止的意义。此外，许多短程精神分析治疗取向或短程动力取向都将终止视作一个机会，将关注的焦点集中于分离—个体化（separation-individualization）和丧失（loss）问题（这些问题被界定为在人们的日常生活中有非常重要的作用）。

由于当代精神分析实践从本质上说往往是较为长程的开放式实践，因此，对于接受了传统精神分析模式培训的治疗师来说，要改变与从事短程治疗相关的态度，往往是一大挑战。正如梅瑟和沃伦（1995）所指出的，治疗师要想从一种长程的精神分析治疗取向转变为一种短程的精神分析治疗取向，往往会遇到一些情绪挑战。这些情绪挑战包括：因不能给来访者提供更多东西而感到内疚，在个人的自大、完美主义以及雄心与短程取向的限制之间的挣扎，处理围绕分离和终止而产生的感受（例如，因放弃或抛弃一位来访者而感到内疚，因结束一段有意义的关系而感到悲哀）。

短程动力治疗师常常会用到长程精神分析治疗师所采用的许多干预手段，包括对潜意识感受、欲望、防御的解释；对阻抗的解释；移情解释；超移情解释（extratransference interpretation）；发生学移情解释（genetic transference interpretation）。与长程分析治疗相比，在短程动力治疗中，治疗师的活动水平往往更高，且解释的频率更为集中。而且，在较短的可用时间里，治疗师常常有可能更为频繁地作移情解释，以最大化治疗的影响。在实践中，出于加速改变过程的需要，短程动力治疗往往比许多长程治疗取向更具有对抗的性质。在第一代流行的短程动力取向（例如，Sifneos，1972；Davanloo，1980）中，这一点尤为正确。虽然短程动力治疗中一些更为新近的进展似乎从经验中习得，且它们现在将强调的重点更多地放在了情绪和谐、建立联盟并允许来访者按照它们自己的步调开展治疗工作之上（例如，Fosha，2000；McCullough Valliant，1997）。

正如前面所指出的，大多数短程动力取向都试图通过建立一个明确的有关来访者某一核心动力主题的阐释，并在整个治疗的过程中将其作为干预的指导性焦点，来解决时间限制问题。他们的假设是，这种类型的焦点对于有效地利用时间来说非常重要（Safran &

Muran，1998）。虽然阐释（formulation）在任何精神分析取向中都有非常重要的作用，但这种对于在治疗早期确立明确阐释的强调，从某些方面看，与长程开放式精神分析治疗（它强调，培养一种对于突变过程的开放性是非常重要的）的敏感性是不一致的。换句话说，在治疗早期建立一种阐释的做法与均匀—悬浮性注意（evenly suspended attention）的姿态是相冲突的，设计均匀—悬浮性注意的姿态，是为了让治疗师的潜意识过程与联想能够被来访者的联想及潜意识过程所接受。

虽然有这样的担心，但大多数短程动力治疗师还是觉得，要想在这么短的时间内完成一些事情的话，有必要尽早确立一个动力焦点。不同的短程模式采用不同的方法来提出动力阐释，而且，虽然与不同方法（以及所确立的不同阐释类型）相关的阐释程序之间存在一些相似之处，但也存在着差异。这是因为它们不仅受到理论差异的影响，而且构成阐释所必需的成分之间也存在着一些差异。

最为广泛地受到了关系精神分析最新发展影响的短程精神分析分析治疗取向是短程关系治疗（brief relational therapy，BRT；Safran，2002；Safran & Muran，2000；Safran, Muran, Samstag & Stevens，2001）。短程关系治疗与其他短程动力治疗有一些相似的地方，但它也有自己的独特之处，即事实上，它主要是在关系精神分析原理以及有关治疗联盟破裂的实证研究项目之发现的影响下发展起来的。短程动力治疗具有以下重要特征：①它采取的是一种双人心理学；②它所关注的焦点是治疗关系的此时此地；③它会不断地对来访者和治疗师在关系互动中所起到的作用作合作性的探索；④它强调在展开扮演的背景下对来访者的细微体验作深层的探索，它很少使用将移情与其他关系模式联系到一起的解释；⑤它常常会用到反移情暴露（countertransference disclosure）和治疗元沟通（therapeutic metacommunication）；⑥它假定，任何干预都是以其关系意义为媒介产生影响的。与一种双人心理学观点相一致，短程关系治疗强调，治疗师的阐释必须始终包含一种对于其自身参与关系情节（这些关系情节是他与来访者一起扮演的）之性质的不断发展的理解。因此，与许多其他短程动力取向相比，短程动力治疗不那么强调在治疗早期确立一种清晰的动力阐释的重要性。

阿曼达：一个短程精神分析治疗的例证

阿曼达的案例提供了一个有关高度缩略（即，六次面询）的精神分析取向治疗的例证。这个案例具有一些独有的特征，因为我对阿曼达进行治疗的过程被拍成了 DVD，提供给美国心理学会（APA）用作精神分析治疗的例证。由于这一系列的性质，我只见了她六次，这无疑到了短程治疗持续时间连续体的最低端（随机临床试验中通常研究的短程治疗的持续时间一般是 12 到 25 次面询）。我还想一开始就强调一点，即从精神分析的观点看，阿曼达非常适合于接受更为长程的开放式治疗，考虑到她的问题的长期性和严重性、她被遗弃的经历（我会对此做简短的讨论）以及她对于长程治疗的潜在易感性，我通常不会推荐她选择短程治疗（事实上，在六次面询结束后，我确实推荐了她去接受长程治疗）。

此外，记住这样一点也很重要，即这六次面询是在摄录工作室进行的，里面有摄影师和一些高科技设备，而且，阿曼达和我都意识到，这不是一次"寻常的治疗"，而是特意为了拍摄培训 DVD 而进行的治疗，这一事实不可避免地对我们的面询产生了影响。这样的安排给了阿曼达和我相当大的压力，无疑也损害了隐私性和安全性（在正常情况下，隐私性和安全性对于心理治疗来说是非常关键的）。另一方面，我的感觉是，为了使其成为一个有用的例证，尤其是因为这一系列 DVD 是美国心理学会通用的，并考虑到要对过程作更为详细的分析，这六次面询过程的展开与常规的精神分析过程十分相似。[1] 而且，探索录像对治疗所产生的影响，成了我们面询的重要焦点，并因而使得我们可以探索治疗框架的这个方面对移情和反移情所产生的影响。

在同意参加这个项目之前，阿曼达阅读了我写的有关精神分析治疗的简短描述及其基本原理。应 DVD 摄制团队的要求（他们要求我提供一段有关我选择来进行示范的来访者类型的描述），我决定筛选一位对于治疗任务和治疗目标有一些感觉并且觉得这似乎是一种适合他或她的有意义的治疗方式的来访者，这一点很重要。基本原理强调的因素包括探索潜意识感受与想法的重要性，分析以潜意识方式扮演的自我挫败模式，将治疗关系用作探索的特定焦点以

---

[1] 这个 DVD 可以在 http://www.apa.org/pubs/books 上买到，标题是《精神分析治疗全程》（Psychoanalytic Therapy Over Time），版权属于美国心理学会。重要的是，我们要指出一点，即为了保护她的隐私，我们对 DVD 中的来访者的名字及其他辨别性信息都作了一些改动。观看 DVD 的读者可能会注意到有些出入。

阐明有可能在其他关系中表现出来的潜意识的自我挫败模式。我之所以在这里提到这一点，是因为在我对阿曼达的第三次面询中，这一点有特别重要的意义。

让我先提供一些关于阿曼达的信息、她的背景以及她最初寻求治疗的原因。阿曼达是一个工薪阶层的年轻白种女人，有严重抑郁和药物滥用的历史。在她来寻求我的治疗之前，她曾经历过三次严重的、使她丧失了能力的重性抑郁症发作。她说，自她记事以来，她就一直处于抑郁状态。她还有长期的药物成瘾史，她不仅对街头毒品成瘾，而且对处方药也成瘾。此外，她还曾与一些虐待成性的男人发展过极端恋爱关系。在我们第一次面谈时，阿曼达的生活已经有了一些重要的改变。她加入了毒品成瘾者匿名协会（Narcotics Anonymous），已有一年多的时间没有碰过药物。而且，她的抑郁症也有一年多的时间没有发作过了，她还能够从事一些兼职的工作。她说她来接受我这六次面询的目的是继续开发她自己的心理资源，以改变其自我毁灭的恋爱关系模式。

第一次对阿曼达的面询，我用了大部分的时间收集有关她当前的问题与目标、问题的发展史、个人经历、当前的生活处境及机能水平的信息，以弄清在这样的背景下（即，只有六次面询，一周一次，而且，还有人在旁边录像等），我能否给她提供帮助。我还试图通过移情并与她一起合作性地对她的问题、目标以及我们准备如何解决这些问题、实现目标达成共同的理解，从而为治疗联盟的建立奠定基础。我还开始关注我自己的反移情感受，看看我能否得到一些关于和她建立联系将会是什么样子的暗示或者体会。在第一次面询中，我大部分时间的感觉是，我和阿曼达的沟通进行得非常顺利。我们之间具有一种同步性，几乎就像是在跳舞。我感觉到我能够对她移情，而她也能够接受我的移情。

我还注意到，有几次当我问阿曼达一些更为开放的、无限制的问题，给她机会让她主导会谈并作详尽阐释时，事情就会开始让人觉得有些尴尬、棘手。在这样的时刻，她总会说她觉得"自己处于危险之中"，而且，我发现自己会不自觉地冲上去收拾残局。我感觉自己一定要这样做才能让事情顺利进行。另外，我还发现自己已经注意到了自己的这些感受，并将这种体验丢掷一边，留待以后作潜在的探究。

在这次面询中，阿曼达透露说她有一个伤痕累累的童年。在她4岁的时候，她的亲生父亲抛弃了家人。她的继父（在阿曼达6岁的时候，母亲改嫁了）是一名消防队员。他同时也是一个酒鬼，经常毒打、虐待她的母亲。在阿曼达的记忆中，她的继父经常醉醺醺地、满脸怒气地回到家，和她母亲大吵一通，然后就会摔东西，毒打她的母亲。阿曼达回忆道，每当这种事情发生的时候，她总会扮演调停者的角色，试图通过让自己站在母亲与继父中间把他们分开，从而让他们不再打架。阿曼达记得她9岁或是10岁的时候，有一次，她打电话报警，警察来了才让她的继父停手，那一次，她的母亲还被送去了医院。相比于对母亲的这种身体暴力，阿曼达声称，她的继父从来没有虐待过她（不管是身体上还是情感上都没有）。她把他视为自己"最好的朋友"。在她 15 岁的时候，她的继父自杀了，之后很多年，她一直承受着因这件事而产生的各种感受：她为自己不能救他而内疚，她还感到很受伤、愤怒、背叛和遗弃。

在这次面询中，我开始初步感觉到了阿曼达生活中经常出现的人际关系主题，这些主题可能与确定治疗阐释有关联。我开始考虑遗弃（abandonment）是不是她生活中经常发生的事情。我还开始思考阿曼达作为她母亲与继父之间的调停者的角色。对于一个那么小的孩子来说，这是一种多么大的责任感。通常情况下，这种发展性经验会导致孩子承担起父母的角色（parentification）和早熟，即孩子会通过学会照顾他人的需要而不是她自己的需要来适应情境。根据我的经验，我们常常可以看到，处于这种境地的孩子在感到无助、被抛弃的同时，又会因为自己在家庭动力系统中的角色而感觉自己很特别且有权力。不过，这些权力感和特别感通常会被隐藏在潜意识之中或者部分地被隐藏在潜意识之中。因此，这种经验有可能会导致个体发展出这样一种与他人发生关联的方式，即个体通过学会照顾他人的需要而不是他或她自己的需要来适应不同的情境〔温尼克特 1965 年称此为虚假自体（false self）组织〕。处于这种情境之中的儿童可能会发展出一种压倒一切的个人责任感，他或她很难真正地依赖于他人，并且会产生潜意识或半意识的夸大感和愤恨感。

我想强调一点，所有这些想法从本质上说都是稍纵即逝的，我会在弄清事实之后对它们加以重新建构。它们不是正式的或清楚表达的阐释的一部分。此外，我还想强调一下，虽然在阿曼达的案例中，我开始形成了一些感受和预感（我觉得，这些感受和预感与后面对她的更为全面的理解可能有些关系），但是通常情况下，这个过程需要的时间要长得多，或者，我需要探明我最初的预感和直觉没有什么依据，或者仅仅只是部分相关。

虽然阿曼达有创伤性的背景和严重的心理问题史，但她拥有一些重要的情感优势和心理优势（这些是我后来了解到的）。她很聪明，拿到了本科学历，并且通过毒品成瘾者匿名协会交到了一群可以信赖的朋友。我还发现她有活泼、活跃的一面，而且，她还具有一种对人冷嘲热讽的幽默感，这些激起了我的好奇心。在第一次面询快要结束时，我发现自己很欣赏阿曼达的优势、弹性和活跃。我还发现自己非常担心她，很想帮助她。同时，我感觉到，阿曼达对我有一丝丝潜在的警惕和不信任。虽然我们的第一次面询进行得相对顺利，但我怀疑这种顺利是否能够持续到第六次面询结束。

在第二次面询中，在我和阿曼达之间以前就以某些微妙的方式开始出现的人际动力变得更为清晰了。我开始感觉到，只要我主导会谈，并询问她一些事实性的问题，一切就会继续且保持相对顺利。而且，我发现自己会条件反射似的去这么做，不过，我同时会继续关注这一点，并纳闷它将会把面询引向哪里。第二次面询一开始，我继续收集有关阿曼达背景的信息。我问了她一些有关她与母亲以及她与生父（阿曼达成大成人后才再次见到他）之间关系的信息，从某种程度上说，我觉得这样做可以提供一些重要的背景信息。还有一部分原因很可能是我直观地觉得，我的这种积极主动的关系立场将有助于把阿曼达的焦虑维持在可控制的范围之内，也有助于建立联盟。

同时，我还开始模糊地感觉到，阿曼达在面询中情感参与的特质方面必定还有些什么。我发现自己在怀疑：她所谈论的是否是一些对此刻的她而言在情感方面很重要且敏感的事情，或者她很可能只是一板一眼地回答我的问题。而且，我越来越清晰地认识到，想要进一步引入新的话题的话，我会很有压力。当这些感受越来越强烈时，我决定不再继续条件反射似的收拾残局，也不再有意地转换至一种不那么积极主动的角色（我推测，这可能会导致权力冲突或治疗僵局），我开始试图探索我与阿曼达之间所发生的一切。于是，我开始与她进行元沟通——通过明确将关注的焦点集中于我们之间的关系，和她一起合作性地探索我们之间发生的事情。

于是我说了下面这样一段话：

"我发现自己条件反射似的想问你更多的问题，部分是因为我认为这是保持我们之间的沟通顺利进行的一种方式。但是我也有点担心，我担心如果我继续这样做，可能就会妨碍你谈论对你而言最为敏感、最为重要的东西。"

在我说完后，我感觉阿曼达顿时紧张了起来，一种尴尬感在我们之间更为清晰地出现了。她是这么回应我的："我不知道你想让我说什么。"听到她的话，我作了几次尝试，想对她解释清楚我想要的是什么，以及作这种更进一步的探索可能对她有什么样的帮助。

但是，阿曼达没有接受我的邀请，对我们之间所发生的事情作一个探索，我感觉她好像总是想把球踢回给我，总是想让我再次主导会谈。

即使我考虑过这样一种可能性，即回过头继续问她一些事实性的信息，以缓解我们之间的紧张状态，但现在我也开始感到不知所措，不知道该问她些什么了。而且，我还开始感觉到，即使我能够找到更多的问题来问阿曼达，但这也仅仅只是走走过场，而没有谈及任何真实发生的事情，而这在当前对我来说似乎是非常有意义的。我感觉到我们两个人开始陷入了一个僵局。同时，经验告诉我，这种类型的僵局虽然令人感到不适，但却往往是某个正在出现的重要扮演中的一部分，如果以建设性的方式加以修通的话，有可能成为改变过程的一个重要部分。

不过，在这一点上，我没有冒险作进一步的探索而让阿曼达疏远；相反，我试图通过重申我的干预的基本原理来加强联盟（并因此增加了在治疗任务中合作的可能性）。我努力地向阿曼达解释，通过探索当前在我们两个人之间所发生的事情，我们就有可能开始阐明与她当前的问题相关的动力和关系模式。她对此的反应是说了这样两句话："我不知道你在说什么。我听不懂。"

根据我自己的反移情，我觉察到自己开始感到不适、受挫，以及——坦白地说——有些愤怒。我发现自己在思考此时对她说些什么才是合适的。而且，我还开始思考：是否阿曼达的问题远不止她直接表现出来的这些？从一个层面上说，我觉得她是一个需要被人照顾的温柔甜美、弱不禁风的年轻女子。但同时，我又开始觉得，她真的是在为难我，让我坐立不安。就像我们在这种情境中经常看到的，我不确定我应该在多大程度上相信自己的反移情感受。我越来越强烈的不适感和愤怒感在多大程度上提供了有关阿曼达的有意义信息？我的感受在多大程度上又仅仅只是"我的问题"——即我推上台面的东西？

在这一点上，为了澄清我为探索我们之间所发生的事情而作出的努力与最初导致阿曼达前来寻求治疗的问题之间的关系，我作了以下的移情解释：

"在我看来，此时在我们的关系中，让你我纠结的一个问题是：由谁来主导？我想问一句，总体而言，在你与男性的关系中，一般都是谁占主导的地位？"

听到这些话后，阿曼达开始详细地说起了她与一些喜欢控制、虐待他人的男性建立关系的经历，那些男人总是"控制"着关系的进展，而她总是"屈从"。显然，她总是习惯于跟从他们的引导，而从不表达她自己的需要和欲望。在作了进一步的探索之后，阿曼达终于说出了她的一种需要，她需要知道男人都想要什么，这样她就可以提供给他们了。然后，她发现了自己过于顺从，感到有些愤恨。阿曼达还描述了与男朋友互动中经常出现的一种模式：在某件事情上，她一开始可能会明确地表达与他们的不同意见，但每次他们都不可避免地说到她放弃自己的立场为止；然后，她就顺从他们了。于是，我开始怀疑是不是我们的关系中也正扮演着这种剧情的某个成分，即我为劝服她相信探究我们之间关系所具有的价值而作的努力，正好符合这种模板。

　　随着讨论的继续，我开始对我们之间可能表现出来之扮演的性质作自我推测——她让我很愤怒，但我却一直努力保持一种共情的、理解的姿态。虽然我已尽了最大的努力来控制我的愤怒感和受挫感，但我却开始以间接的方式表达我的敌意，并在施虐—受虐扮演中承担作恶者的角色。而且，对于所有这些负面的感受，我感觉糟糕极了，而这让事情又进一步地复杂化了。我当然不喜欢把自己想成一个施虐狂。而且，坦白地说，由于知道有人正在对我们的面询过程进行拍摄，所以我特别担心自己会让人产生残酷无情、喜欢虐待人的印象。在这样的背景下，我有关自己的反移情感受的内在冲突体验，由于不寻常的环境设置而增强了。但重要的是我们要指出一点，治疗师常常会感受到有关其自身反移情感受的内心冲突，而认识到并修通这些冲突的感受是治疗师内在工作（internal work）的一个重要部分。不过，我们暂且好像回到了较为安全的地方。我问阿曼达一些有关她的关系的问题，她也很合作地回答，我们两人之间的紧张感逐渐消退了。

　　在对阿曼达与处于主导地位的男性建立关系的习惯模式，以及她为此而付出的代价作了相当广泛有富有启发性的讨论之后，我试图回到这种模式与我们两人的关系中所发生的事情之间有可能存在怎样的关系这个问题。让我大吃一惊的是，阿曼达竟然说看不到这两个主题之间有任何的关系，而且，她也不承认探索这种潜在的关系可能会有什么价值。此外，她还继续催促我解释这种探索与她的问题之间可能有怎样的相关，虽然事实上我刚刚才这么做过。而我，再一次地感觉到了纠结、不适、无语。

虽然我作了另一种尝试，试图给阿曼达提供一条基本原理，但她再一次充耳不闻。在我看来，事情似乎越来越成了这个样子，即我不管作任何的努力，都不会有效果。面询时间快结束时，我告诉她在下次面询之前，我会好好考虑一下如何以一种对她而言有意义的方式来解释问题，并进而鼓励她思考一下我们所讨论的内容，反思一下她能否听懂我所说的话语，或者能够想出一些有可能帮助她澄清事情的问题来问我，试图以此重构我们之间的某种合作感。

在第二次面询和第三次面询中间的这整个礼拜，我一直在思考对阿曼达的面询，从一个层面上说，我们当前的僵局似乎是一种以有意义的方式与阿曼达有问题的恋爱关系模式之核心主题有关联的扮演；另一方面，有一部分的我还不能放弃这样一种幻想，即如果我能想出恰当的方式来提供基本原理，那么，阿曼达就会明白我们所做的是有意义的事情，并能感觉到我是真的想帮助她。我仔细地考虑了一下，给她各种材料阅读是否有可能提供更为清晰的基本原理，让她能够理解我试图与她一起进行的这种探索所具有的价值。

随后，我想起在阿曼达答应参加这个项目之前，我曾给过她一份书面的基本原理。此时此刻，我从电脑里打印了一份基本原理，并读了一遍。对我来说，要想在已经写下的基本原理的基础上有所提高，是一件非常困难的事情，这样一个事实让我大受打击。我想

（感觉到有些愤怒，也有一些辩解的意味）："这份基本原理是她在答应参加这个项目之前曾读过的，她也曾说过这份基本原理对她有意义！"我漫不经心地考虑了一下这样一种想法，即在下次面询中给阿曼达读一读这份基本原理。随后，我突然又想到，这样做很可能会继续表现当前这种扮演———一种向她证明我是对的而她错了（即，我们在前面曾描述过的"是行为的实施者还是行为的承受者"的情节）的方式。

相反，我想出了一个尝试性的计划，即在下次面询中，我将自我暴露自己在两次面询期间的内心过程的本质，以此引入探索的过程，并开始合作性地弄清我们两人之间所发生的扮演。不过，我还是放了一份基本原理在口袋里，以便自己在面询之前能够回想一下，以防在我自我暴露完之后，还要再次向她解释这样做的原因。

第三次面询一开始，作为开场白，我跟阿曼达说了我在两次面询期间的思考，我问她是否还记得在开始接受治疗之前曾阅读过的那份书面的基本原理。让我非常吃惊的是，她否认，说根本没有见过那份基本原理。

此时，我感觉完全不知所措了。我可以想象换个时间再跟她解释这份基本原理，但我却很难想象我还能做些什么对她而言比以前更有意义的尝试。而且，我预期，鉴于我现在既焦虑、不适，又对她的接受能力绝望且愤怒的复杂感受，我很难以一种特别清晰或引人入胜的方式来传达这份基本原理。

在绝望之中，我发现自己的手伸向了口袋，掏出了一份皱巴巴的基本原理。很可能是我觉得读一读书面的基本原理（这是我费了很大的心思才制作而成的）能给我一种更大的安全感，并能帮助我控制复杂的感受（我预期，这些复杂的感受不加以控制的话，很可能会削弱我的能力，让我无法以一种清晰且引人入胜的方式传达基本原理）。

所以，我开始给阿曼达读基本原理，偶尔抬头看看她对此是什么反应，我的这种做法对她是否有意义。随着这个过程的继续，我开始感觉到了一种自信感和掌控感，这是自第二次面询开始以来我第一次产生这种感觉。而且，让我吃惊的是，在我解读和偶尔抬头看看她时，阿曼达似乎也参与了进来。她不时地点头，问一些我觉得可以用有意义的方式加以回答的问题，显然她开始"懂了"。

在某个层面上，我发现自己有些怀疑她是否真的以一种在我们之前的面询中不曾出现过的方式弄懂了这份基本原理。从本质上说，我只是将以前说过的内容重复了一遍。但同时，我感觉到，我们之间的关系动力开始发生了某种转变。在回溯时，我在想：是不是真正影响这种转变的并不是我传递给她的新信息，而是我内心的变化（我变得更自信了）以及我所采取的一种更具权威性、更占主导地位的姿态，使得她以一种让她更为安心、对她而言更为熟悉的方式（也就是，遵循某位主导关系的占支配地位的男性的引导）参与了进来。在回溯时，我发现这很可能是我一开始选择读基本原理之动机的潜意识部分——这是为重新获得某种掌控感和控制感而作出的尝试。

但无论如何，我一读完，就感觉到有什么东西不一样了，于是我问阿曼达这份基本原理现在对她而言有没有意义。她回答说："有。"随后，她停顿了一下，又问我："但是，这有用吗？"

"对，"我想，"我的怀疑是对的。"不过，我感觉到有一个重要的转变已经发生，因为此时阿曼达的态度不再是"我听不懂"，而是开始发生了转变，她清楚地表达了一种潜在的怀疑，以及一种希望我能肯定地告诉她我可以帮助她的愿望。这为我打开了一个入口，让我可以开始探究她的怀疑，这是一个非常重要的精神分析过程，我们可以将这个过程界定为一种阻抗分析。随着我们继续探索阿曼达潜在的怀疑，以及她能够感觉到我正以一种共情的、确证的方式在倾听，我们之间的联盟得到了进一步的巩固。

探索了一段时间后，我开始担心继续以这种思路探索的话，有可能会让阿曼达压力过大，尤其是考虑到她之前不愿意讨论我们之间的关系以及此时此地我们两个人之间所发生的事情，我又更担心了。我向她核实了一下，问她是否愿意在这方面作更进一步的探索（即，是继续讨论她的怀疑，还是换另一个话题）。阿曼达一如既往地回答说："你认为呢？"——她再一次要求我来主导。

就像在前一次面询中一样，我也观察了一下我们两个人之间的进程（即，"这就好像是我要求你来主导，而你却要求我来主导"）。不过，此时，有些东西已经发生了改变，阿曼达似乎更愿意探索了。在回应我的观察时，阿曼达解释说："我求助于你，是因为这里是你负责。你是医生。"在当前我们之间这样的关系氛围下，听到她说这样的话，让我感觉有点儿像是意外的发现。阿曼达真的感觉到在我们的关系中存在巨大的权力失衡，这样一个事实让我感到极为震惊。虽然阿曼达对于这种权力失衡的感知完全可以理解，但考虑到一直以来我都没有向她表现出任何的权威性，因此，我很难在经验的水平上完全理解这一点。由于我有关阿曼达的经验出现了这种转变，再加上她也表现出了越来越接纳的态度，因此，我便可以作更进一步的探索了。而随着我的探索的继续，阿曼达也更进一步地放开了。她谈到，她不想让我失望，不想"弄乱"我的"面询议程"。她说，毕竟，"我们是为了录制一本录像带"。

接下来，同样让我感到震惊的是，在阿曼达的许多关系中经常会表现出来的动力——即她总是尽力照顾他人的需要，屈服于他人的需要而不是坚持她自己的需要并随之感到愤恨的模式——也很可能在我们两个人之间的关系中有所表现。虽然仅仅将此看作阿曼达的一种移情（即，在治疗关系背景中也表现出她的典型模式的倾向）是很有吸引力的做法，但事情并没有那么简单。阿曼达总是以放弃她自己的需要为代价来照顾我的需要，这不可能是凭空发生的。治疗师总是会将他们自己的需要带进治疗情境之中，这些需要有可能是想要得到确证的需要，想要获得自尊的需要，也有可能是想要帮助他人的需要，或是经济方面的需要。而在当前这种情境下，我有一种很急切的需要，想要很好地证明自己作为一位治疗师的技能。重要的是，我们要认识到一点，治疗师的某些需要不可避免地会与来访者的需要发生冲突，从某种程度上说，它的潜台词是："对于任何治疗而言，有时候都需要明确地提出这种冲突，并加以修通。"

　　我的感觉是，阿曼达在表现出一种独特模式的同时，即屈服于他人的需要，感到愤恨，并以一种被动—攻击的方式表现出她的愤恨，她还表现出了特有的解读人际情境之细微之处的能力，以及毫无保留地表达出来并在某种意义上"谈论某些明明存在但却被刻意回避的问题"的勇气。所以，她的理解力和内心力量（对此，我认为她常常是加以否认的）给我留下了非常深刻的印象，我觉得，对我来说，重要的是要证实她的理解力。我觉得此时更为重要的不是评论阿曼达特有的改变自己以适应他人的模式（我担心，她会将这样一种干预视作批评），而是证实她的理解力，并着重突出她被否定的力量。因此，我向阿曼达承认说她说得对，即使我只是想帮助她，但我的面询安排至少有一部分是自私的。而且，我还表扬她具有领悟到这一点的能力。在回溯时，我的印象是，我承认并接受因混乱的面询安排而应承担其责任的做法，是使得我们的联盟发生积极转变的另一个关键点。我这种特定的有些混乱的面询日程安排（即，一方面想帮助阿曼达，另一方面又想在 DVD 上演示一次成功的治疗）正是在我们两个人都参与的这个 APA 项目的背景下形成的。不过，重要的是，我们要指出一点，作为治疗师，我们总是会有一些混乱的面询安排，即使没有明确地说出来，它们也是治疗工作情境的一部分（Hoffman，1998；Salvin & Kriegman，1998）。最为明显的一点是，我们在那里是为了帮助来访者，但同时也是为了赚钱。

　　不管怎样，阿曼达似乎很感谢我对她的理解力、勇气及力量的认可，她还感谢我愿意承认自己在安排她的面询时的冲突议程。而这为阿曼达铺平了道路，让她开始认识到，她总是照顾我的需要的倾向妨碍了她利用我所提供给她的东西，将这个情境用作一个机会，以满足她自己的某些需要。在这次面询接下来的时间中，我们以一种更为合作的方式作了更进一步的探索。

我们发展出了一种转换风格，将关注的焦点在阿曼达的当前生活、过去以及我们的关系之间无缝地来回转换，这有助于深化对阿曼达在这三个方面的感受、想法以及之前没有用言语清楚表达之体验的探索。从我们的面询工作一开始，我就震惊于她给人的脆弱感，随后，我看到她还有较为坚强、较具攻击性的一面。随着面询的进展，以及我开始有这样的感觉，即我们两个人在攻击者和受害者这两个角色中来来回回地不断变化。我开始尝试性地提出一种有关阿曼达的阐释，即阿曼达总是将她的健康攻击性分离开来，作为她长期扮演的照顾者角色的一部分；然后，她又需要用间接的或被动攻击的方式将她的攻击性表现出来，而不是通过坚持她自己的需要这种健康的方式表现出来。

我继续将我对她这不同的两面（即，充满力量的一面和脆弱的一面）的感受反馈给阿曼达，她也有些好奇，并对探索这两面产生了兴趣。阿曼达承认说，我对她的力量和勇气的反馈让她感到很高兴，同时，她也有点害怕，感觉压力有些大，且不愿意完全接受这种反馈。这导致我们开始探索她为什么会害怕看到并承认自己的力量；同时，我们还对她的脆弱姿态所具有的防御功能进行了探索（传统上将此界定为对防御的解释或分析）。如果她完全接受自己的力量和健康的攻击性，且不能退回脆弱的防御姿态中，那么，现在对她来说，需要承担的责任就太大了。因此，我没有试图突破或去除她的防御风格的这个方面，相反，我对它作出了肯定（即，它对她来说就是一张保护网，而且，它对她来说非常重要，只要她需要，她就会紧紧地抓住它不放）。

在探索阿曼达在生活中总是将他人的需要置于自己的需要之前（就像她在我们的关系中所表现出来的那样）这种倾向时，有一次，我问她是否还记得小时候扮演母亲与继父之间的调解员的角色是怎样的感觉。她回想说，那是一种巨大的责任感，必须要确保他们两个人之间的事情不能失去控制。

我对她必定体验到的恐惧和痛苦，以及沉重的负担表示了共情。阿曼达对此的反应是，她事实上只有在我们的面询背景下，她才开始看清这整个经历是怎样"把我弄乱的"（这是她的话）。同时，她还说，她开始认识到，这段发展经历是她当前所拥有的资源与力量的部分来源。我对此大致作了这样的回答："显然，它还有极其消极的一面，因为它让你感到害怕，还让你背负了一种巨大的责任感，不过，我想，它的对立面是它可能会让你感觉自己很重要，甚至很可能会让你感觉自己很强大。"

这种解释反映了我正在形成一种半清晰的有关阿曼达所体验到的那种隐秘自恋和夸大感的阐释。阿曼达回应说："我想到了那个词，但我不想说出来。"这导致我们开始探索她对于承认自身力量

的恐惧，以及失去那张保护网（即，她可以让自己退回到受害者的
姿态）将会遇到怎样的危险。在第三次面询结束的时候，阿曼达表
达了对于我们的面询工作的积极感受，而我的感觉是，我们的治疗
联盟中开始出现了非常重要的转变。

在第四次和第五次面询中，我们之间的关系继续不断地深化，
阿曼达也慢慢地变得更相信我，更能敞开心扉。除了其他事情之外，
她还探索了为什么自己在过去很难相信并依赖于他人，以及她想要
照顾他人的需要所产生的持续影响。随着阿曼达说出她对于依赖性
的恐惧和对于改变的恐惧（一种对她的阻抗的探索），她的言语有
了一种精神饱满、充满活力的特性，这使得我们的探索成了一种真
正的、情绪即时的过程。接着，阿曼达转而说起了她越来越强烈的
信任感或信仰感，即她相信所有的事情都将会解决，她相信自己在
面询结束后还会继续发生改变。总体而言，阿曼达在第四次和第五
次面询中所表现出来的参与程度和活跃程度让我印象很深刻。相比
于之前的面询（在之前的面询中，我必须努力地提问题，才能让面
询继续下去），阿曼达在这两次面询中似乎能够以一种自然的、真
实的方式将自己带入面询过程中。在这两次面询中，她表达了很多
不同的感受，包括悲伤、绝望以及对未来的乐观态度等。现在，我
不用再考虑我们所讨论的问题对阿曼达来说是否能触动她的情感，
对她而言是否有意义了（在之前的面询中，比如在第二次面询中，
我必须一直考虑这个问题）。在这两次面询中，阿曼达还表现得更
为精力充沛，且更加充满活力（在第一次面询中，我曾见识过她的

这种特点），而我们的关系也开始具有某种爱开玩笑的性质。

第六次面询（我们的最后一次面询）是一次很难处理但却很有意义的面询。从某些方面看，它具有一种紧张感、粗暴感，这一点不同于我们之前的一些面询。有一句古老的精神分析格言，说的是："重要的主题往往会在治疗终止的时候再次出现，因为来访者和治疗师都要应对即将到来之分离的现实。"我有这样一种担心，考虑到阿曼达被遗弃的经历（一开始是阿曼达的母亲与她的亲生父亲的分离，然后是她继父的自杀，还有我们在面询中曾讨论的更为一般的主题），以及她开始对我敞开心扉、信任我这个事实，她会不会觉得治疗的终止是一种遗弃呢？

我认为，在此处表示共情很重要：从精神分析的观点来看，对阿曼达来说，理想的做法是接受较为长程的治疗，经过一段时间的治疗，她便有机会发展出并维持与治疗师的信任关系，从而从中获益。通过与一位值得信赖的、可靠的咨询师建立关系的经验，她便可以真正地学会信任他人，并随着时间的推移，逐渐地修正自己对内隐关系认知或内部客体关系的理解。对于有阿曼达这样经历的来访者来说，六次面询的治疗时间实在是太短暂了，所以，我一直担心，她刚刚开始打开心扉并信任我，最终却只能遭受创伤，感到自己被遗弃。

不过，从各方面考虑，我相信，通过真正地参与其中，以及我们两个人一起回顾之前的面询而建立连结，这最后一次面询将是一次很有意义的面询。我记得，在面询一开始的时候，我感到很有压力且有些紧张，总是希望事情有一个很好的结尾。我想，阿曼达可能也有同样的感受。通常情况下，我认为探索来访者对于终止的感受非常重要，而且，我发现，这些感受常常是矛盾的。当事情进展不好，不能令他们满意时，来访者通常不愿意充分地探索他们的感受。而当事情进展顺利时，来访者可能也不愿意充分地探索他们的感受。在这样的情境下，来访者往往有对治疗师的感激之情，同时夹杂着丧失、被遗弃、焦虑的感受，有时候甚至会因为一些没有从治疗师那里得到的东西而产生愤恨感。通常情况下，这种类型的矛盾感受会不同程度地被分离出来。

不过，在阿曼达的案例中，考虑到她一开始的时候是那么难以打开心扉，所以我特别关注不给她施加任何压力让她谈论她很难充分体验、承认并表达的感受。我在这个地方想到的是面询早期阶段在我们之间出现的那种动力，即她觉得开放式问题很难回答，让她有种被侵犯的感觉，而她对于此类问题的反应是，要么拒不开口，要么把问题再踢回给我。不难想象，在最后一次面询中，如果我逼得太紧的话，同样的动力就会出现。

最后一次面询一开始，我就已感觉到，与前两次面询相比，阿曼达表现得更为保守、谨慎。而我也相应地变得更为谨慎，需要每走一步都特别小心。

我有些谨慎地问阿曼达，对于我们的最后一次面询，她有什么样的感受。她的回答是，她承认自己体验到了一些矛盾的感受：她觉得自己将会怀念我们的面询，同时她还有一种解脱感，即她再也不用在一架摄像机面前表演了。我承认自己也有同样的感受，以此帮助她对我们关系中的共同方面产生共情；同时，以此反驳阿曼达总是觉得自己在我们的关系中无能为力且因此而感觉愤恨的倾向。通过自我暴露我自己的矛盾感受，我想含蓄地提示她更多地谈一谈她的矛盾感受，而不是让她产生太大的压力。

我问阿曼达，有没有什么特别的事情是她想在今天谈一谈的，她突然出人意料地说了一句"没有"（Nope）。现在，我感觉到，如果我们想要避免陷入权力争夺战，那么，对我来说重要的是（至少在当前这个节骨眼上）再次主导面询的进展。我告诉她，在我们的前一次面询中，她似乎"发挥得非常好"，而我当时之所以不愿意开口说太多，是因为她看起来非常开心，充满了活力，我不想打断她。

她回答说，她觉得自己在这次面询中"发挥得不好"。我告诉她，我有许多的事情想问她，但又感觉必须很谨慎，因为我不想让她感到有压力，也不想把她置于危险的境地。听到我这么说，她似乎放松了下来；然后，我告诉她我很好奇她是怎么理解我们在一起度过的这段面询时光的，是不是还有什么特别的事情明显还需要她反复地去思考。

然后，阿曼达告诉我，她现在的感觉与第一次面询时候有了很大的不同。她觉得我们在一起的面询时光帮助她进一步证实了她的感觉，即她的生活在过去大约一年的时间里已经发生了重要的变化，而且，从开始接受面询之日起，她觉得自己有了更大的进步。她感觉更为自信了，也更清晰地觉察到了自己的力量。她对我也越来越信任，总的来说更信任他人了，而且，她对未来更加充满了希望。阿曼达还说，她开始越来越相信自己，在伴侣选择方面也有了更强的鉴别能力。

在最后一次面询中，我还对这样一个问题进行了探究，即阿曼达是否会觉得是我遗弃了她。正如我在前面所指出的，鉴于阿曼达曾遭遗弃的经历，我特别关注这个主题。她回答说，对于结束我们的面询工作，她感觉很好，因为她从一开始就知道，我们只能见六次面。虽然我有点担心，怕她在此处的感受可能不止她所能承认或用言语表达出来的那么多，但我也不愿意逼得太紧。

我回答说，从理性上讲，我完全可以理解她所说的话，而且，我自己从理性上也觉得结束面询很好。不过，我告诉她，对于要结束我们的面询，我还觉得有些难过，并有些担心自己以后不能给她做面询了。我希望的是，通过暴露我自己这个方面的体验，能够让阿曼达体验到她的其他感受（虽然她不能充分地认识到或谈论这些感受，但它们是可能存在的）。面询结束的时候，我给阿曼达提供了一些有关当地一家按收入高低滑动折算治疗费用的诊所的信息（这是我之前曾答应她的事情）。当摄像机关闭，阿曼达和我走到咨询室外的拐角处，简单地说了句"再见"。她很自然地给了我一个大大的拥抱，我感到有些悲伤，同时也感觉到了她的温暖。

一年后，阿曼达给我发了一封邮件，告诉我她一切都好。她毒瘾没有再犯，也没有抑郁的困扰，她还一直在我向她推荐的那家诊所接受开放式的治疗，觉得这种持续的治疗很有帮助。她还找了一份全职工作，并开始了一段恋爱关系，这段恋爱关系听起来比她以前的那些恋爱关系要健康多了。

　　在这一章中，我讨论了精神分析治疗中的干预原理以及改变的潜在机制。我还提供了一些案例来证明改变的原理与机制（精神分析学家假定，它们不仅能在长程精神分析治疗背景中发挥作用，而且在短程精神分析治疗中也能发挥作用）。在第五章，我将回顾一些证明精神分析取向治疗之有效性的经验证据，并检验精神分析原理对于不同来访者群体的适用性。

5

评 价

C H A P T E R   F I V E

本章将从不同的维度对精神分析作出评价。其中包括相关的实证研究以及更为传统之精神分析取向的适用范围。我尤其强调种族多样性、文化多样性以及社会阶层这几个维度。在这一背景下，我对与改编精神分析治疗以适应不同背景相关的理论原则和技术原则进行了分析。

支持精神分析与精神分析治疗之有效性的研究

从历史上看，精神分析学家出于许多原因，迟迟没有接受评价精神分析取向治疗的有效性这一挑战。这些原因包括：一种信念，即系统的实证研究不能妥善地处理精神分析过程的复杂性；一种担忧，即要求来访者作为被试参与实证研究通常会侵犯他们的隐私，而且，有可能会对治疗过程产生负面的影响；一种观念，即实证研究不可避免地会影响、歪曲正在探究的那个过程。尽管有各种各样的担忧，而且精神分析界传统上对于实证研究比较反感，但在最近的 30 年中，有关精神分析取向治疗之功效的研究越来越多。最近的一次数据库检索发现，1974 年到 2010 年 5 月间，发表在英文期刊上的有关心理动力取向治疗的随机临床试验共有 94 项（Gerber et al，2011）。在最近发表于《美国心理学家》（*American Psychologist*）的一篇文章中，谢德勒（Shedler，2010）回顾了八项不同的对评价心理动力治疗之功效的研究的元分析的结果。这些元分析研究仅包括那些将精神分析取向治疗与其他许多不同控制条件（包括认知治疗、行为治疗）相比较的设计良好的随机临床试验。这些研究中的来访者群体包括表现出抑郁、焦虑、恐慌等不同障碍的成年人，躯体障碍者、进食障碍者、与药物相关之障碍患者以及人格障碍者。这些研究中所包括的心理动力治疗大多数从本质上说都是短程的（随机临床试验中，通常都是这种情况）。回顾这些元分析后发现，心理动力治疗效果可观，其效果量与认知治疗、行为治疗中通常所发现的效果一样大（或者更大）。此外，结果表明，接受过心理动力治疗的来访者会一直保持治疗收益，而且在治疗终止后，来访者似乎还会继续不断改善。

　　我们很难估算谢德勒（2010）的回顾中所包含之研究的确切数目，因为他在不同的元分析中所包含的研究有某种程度的重叠。不过，为了让读者能够在某种程度上理解回顾中所总结的资料数量，我需要提一下其中所包括的一项规模较大的元分析（Abbass, Hancock, Henderson & Kisley, 2006），这项元分析分析了 20 个随机临床试验，来访者共计 1 431 人。

　　除了这些元分析中包含的研究外，最近有三项研究提供的证据表明，精神分析取向的治疗可以有效地治疗边缘性人格障碍，这就挑战了传统的观点，即辩证行为疗法（dialectical behavior therapy, DBT）才是这个群体的治疗选择。第一项研究涉及 DBT 与精神分析取向的治疗（其广泛地运用了移情解释）之间的正面交锋，在这项研究中，克拉金、利维、伦岑韦格尔、克恩伯格（Clarkin,

Levy，Lenzenweger & Kernberg，2007）将患有人格障碍的来访者随机地分配到 DBT 组或精神分析取向治疗组，研究发现，精神分析取向的治疗与 DBT 一样有效，或者更为有效。他们还发现，在接受精神分析取向治疗的来访者中，中途退出者明显少很多。最后，他们发现，与接受 DBT 的来访者相比，接受精神分析取向治疗的来访者在成人依恋访谈（Adult Attachment Interview）评估中明显更可能改变其依恋状况，从不安全范畴变成了安全范畴。

贝特曼和冯纳吉（Bateman & Fonagy，2008）对他们所发展出来的精神分析治疗进行了评估，他们称这种治疗为心理化基础疗法（mentalization-based treatment），主要用来对患有边缘性人格障碍的来访者进行干预。他们的研究证明，对于这个群体而言，治疗终止之时和 18 个月追踪研究的疗效判定指标都显示，心理化基础治疗明显比惯例治疗（部分时间住院）更为有效。在更长时间之后对同一群体样本所作的追踪研究中，贝特曼和冯纳吉发现，在治疗终止五年之后，接受精神分析治疗的来访者在一些重要的维度上继续表现出比接受惯例治疗的来访者更好的统计学优越性，这些重要的维度包括自杀倾向（23% 对 74%）、服务利用（接受精神病门诊治疗的时间：2 年对 3 年）、药物使用（服用三种或更多种药物的时间：0.02 年对 1.90 年）、60 以上的整体功能（45% 对 10%）、职业状况（就职或接受教育的时间：3.2 年对 1.2 年）、诊断状况（继续符合边缘性人格障碍诊断标准的比例：13% 对 87%）。

最后，麦克曼（McMain）等人（2009）评估了 DBT 联合药物治疗相对于心理动力治疗联合药物治疗在治疗被诊断为边缘性人格障碍的来访者方面的效果。这两种条件下的治疗时间均为一年。这是迄今为止规模最大的将 DBT 作为一种治疗形式包括其中的随机临床试验。与麦克曼等人的预期相反，在治疗终止时，这两个治疗组在一系列疗效判定指标上都表现出了明显的好转，而且，两组之间没有显著差异。尽管从某种意义上说，没发现显著差异的发现没有什么特别的，但考虑到以下原因，这些发现就具有了非常特别的重要性，也就是众所周知的心理治疗中的研究者忠诚效应（reasearcher allegiance effect）（即，有研究者发现，研究者的理论忠诚度是预测治疗结果的最为强而有力的因素（Luborsky et al, 1999），而且事实上，麦克曼正是 DBT 的拥护者。

　　一些实际问题和逻辑问题使得研究者极难对任何一种长程密集型治疗（包括精神分析）进行随机临床试验。其中一个实际的问题是，追踪来访者在很长一段治疗时间（四至六年，或者更长的时间）内的进展，往往需要投入大量的时间和资源。此外，要找到一些愿意被随机地分配到两种在治疗持续时间和强度方面完全不同的治疗方法组的来访者也极其困难。

　　由于存在这样一些限制，因此，大多数评估长程精神分析之有效性的研究往往具有一种更为自然的本质（例如，来访者要么自己选择治疗方法，要么在评估适用性的基础上将其分配到某种治疗条件），并因而容易出现各种方法学问题。大多数有关中等时间至长程精神分析治疗及精神分析取向治疗之有效性的研究都是在欧洲国家进行的，在这些国家，公共医疗保险制度涵盖了长程精神分析取向治疗的费用。例如，在德国，莱希森林、比斯库普、克赖斯、斯塔茨（Leichsenring, Biskup, Kreisch & Staats，2005）报告了一项自然主义研究的结果，该研究探索了对 36 位因慢性心理问题（例如，抑郁症、焦虑症、强迫症、非器质性性功能障碍）而寻求治疗的来访者（其中，大多数来访者表现出了共病的诊断结果）进行精神分析治疗的效果。治疗是由在当地精神分析机构完成了培训的精神分析学家实施的，而且，在研究进行的时候，他们正私人开业。尽管该研究没有设置控制组，不过，研究者用了另一项研究中控制组的效果大小来作为参照点。治疗的平均持续时间为 37.4 个月，平均进行了 253 次面询。因此，这样看来，治疗的频率平均为一周一到两次面询。所以说，尽管这项研究中的治疗比随机临床试验中通常所研究的治疗更为长程、更为密集，但它实际上是一种中等时间长度的治疗，而不是一种长程密集型精神分析。一般而言，症状、人际关系问题、生活质量、幸福感以及来访者自己在治疗开始之时所阐述的目标问题改变的效果值都大。这些改变在一年的追踪中通常都很稳定，事实上，某些方面的效果值还会增加。

在瑞典，桑德尔等人（Sandell et al, 2000）进行了一项极具雄心的自然结果研究，他们对 400 多位接受了精神分析治疗或精神分析取向心理治疗的来访者的结果进行了评估。由来访者自己选择他们的治疗。因为不能随机地将来访者分配到不同的治疗组，因此，研究者要想排除来访者特点对治疗结果产生影响这一可能性就更困难了。不过，研究者采用了各种统计程序来确保不会发生这种情况。

　　精神分析治疗平均的持续时间为 51 个月，平均的频率为每周3.5 次面询。而心理治疗的平均治疗时间为 40 个月，平均的频率为每周 1.4 次面询。一般而言，研究者发现这两种治疗都相当有效，不过，①在三年的间断性追踪中，接受精神分析的来访者比接受心理治疗的来访者在一些维度上取得了更好的结果；②经验更为丰富的精神分析学家比接受较少精神分析培训且经验不那么丰富的治疗师取得了更好的结果。最后，频率和治疗时间的变量相互影响，对治疗结果产生正向的影响（也就是说，更高频率与更长治疗时间之间的相互影响）。

　　最近，休伯、亨里奇、加斯特纳、克鲁格（Huber, Henrich, Gastner & Klug，出版中）进行了一项重要的研究，他们采用部分随机准实验设计，评估了密集型精神分析治疗（平均治疗时间为 160 至 240 次面询；面询频率为每周 2 至 3 次面询）、较不密集的心理动力治疗（平均治疗时间为 50 至 80 次面询；面询频率为一周一次）、认知—行为治疗（平均治疗时间为 40 至 50 次面询；面询频率为一周一次）在治疗抑郁症患者的有效性方面的差异。到治疗终止时，相比于接受认知—行为治疗的来访者（53%），精神分析组中明显有更多的来访者（91%）不再符合抑郁症的诊断标准。接受较不密集的心理动力治疗的患者居于前二者之间，有 68% 的患者不再符合抑郁症的标准。

　　在一年的追踪中，接受精神分析治疗的来访者中有 89% 不再满足抑郁症的诊断标准，接受心理动力治疗的来访者中有 68% 不再满足抑郁症的诊断标准，而接受认知—行为治疗的来访者中有 42% 不再满足抑郁症的诊断标准。精神分析治疗与认知—行为治疗之间、精神分析治疗与心理动力治疗之间、心理动力治疗与认知—行为治疗之间的差异都很显著。这些发现表明，鉴于心理动力治疗与认知—行为治疗的治疗时间和强度大致相同，所以我们说，这两种治疗在追踪阶段的差异非常显著。

最后，有研究者对大量探究密集型长程精神分析治疗之有效性的自然主义研究进行了广泛的评论（例如，Fonagy et al, 1999；Galatzer-Levy, Bachrach, Skolnikoff & Waldron, 2000；Richardson, Kachele & Renlund, 2004）。在这里，我不会对这些研究展开回顾，但一般而言，这些研究的结果都相当有前景。所有这些评论不仅都谈到了所涉及的各项研究的方法学优势，也谈到了其方法学上的弱点。

总的来说，越来越多的实证研究证据支持精神分析取向干预手段在治疗多种障碍方面的有效性。而且，新出现的一批证据表明，精神分析取向的干预手段所产生的影响在治疗终止的时候还会继续扩大（在采用认知—行为干预手段的情况下，没有在同等程度上得出这一发现）。此时，出于时间和逻辑方面的一些原因，证明密集型长程精神分析之有效性的证据都是从自然主义研究（而不是随机临床试验）中得出的。

不过，忽视许多支持长程精神分析之有效性的自然主义研究的做法，肯定是错误的。事实上，就像许多研究者提出的（例如，Seligman, 1995；Westen, Novotny & Thompson-Brenner,2004），自然主义研究（尽管它们有这样那样的局限性）在外部效度和概括性方面，拥有一些超越随机临床试验的优势。不同于随机临床试验中的被试，在现实生活中，来访者往往是由自己选择要接受哪种类型的治疗、接受哪位治疗师的治疗，而且，治疗终止的时间往往也是由他们自己决定的。另外，一般情况下，治疗师不会严格遵守标准的治疗方案，他们更可能随着时间的推移，在某次既定的面询中根据来访者的需要来修改他们要采取的措施。就像心理学专业的学生在入门研究方法课上所学到的，实证研究不可避免地要以牺牲外部效度（泛化至现实生活情境的概括性）为代价，来保证内部效度（推断因果关系和排除不同假设的能力）。要想使心理治疗研究具有任何现实的价值，那我们必须采取一种多元的观点，即在考虑某种既定方法时，既要考虑其优势，也要考虑其弱点，并以此来权衡不同方法所得出的证据（Safran, 2001）。

与精神分析治疗有潜在关系的障碍或问题

没有哪种治疗方法对所有个体都有效，精神分析取向的治疗也不例外。在用到某种特定的精神分析取向的干预手段时，这种说法尤其正确。例如，有些来访者由于智力、心理或情绪方面的原因，自我反省能力有限，那么，诸如解释（interpretation）这样的用来促进反省能力的干预手段对此就完全没有帮助。有些来访者觉得任何想要探究移情或治疗关系的尝试都太过危险；而心理过于混乱或失常的来访者可能会觉得任何想要探究防御或潜意识欲望的尝试都太过危险；处于危机状态之中的来访者则可能觉得领悟取向（insight-oriented）的治疗毫无意义，因为他们当前需要的是直接的指导、结构和支持。涉及治疗师自我暴露其自身反移情的干预手段，在有些来访者看来很可能是危险或令人不安的。精神分析强调的重点在于潜在的心理动力问题和性格改变，而不是即时的症状缓解，因此，这种治疗方法对于当前正处于强烈的情绪痛苦状态且不乐意聚焦于其潜在问题（或者对于聚焦于其潜在问题一点儿都不感兴趣）的来访者来说，可能几乎没有什么作用。

同样，若考虑到与治疗时间或面询频率相关的因素，许多来访者可能就会没有兴趣、时间或资金来接受长程的治疗。还有许多来访者可能没有兴趣、时间或心力来接受一周一次以上（或者甚至是一周一次）的治疗。正是出于所有这些原因，对于更大程度上属于人格组织之神经症水平（相对于边缘性或精神病水平而言）的来访者来说，精神分析（以一种严格或纯化的方式来界定的精神分析）是最为合适的，这些来访者相对而言具有较高水平的自我力量、内聚性和自我反省能力。

不过，如果以一种更为灵活的方式来界定精神分析，将其界定为一种基础广泛的精神分析理论框架，该框架包含关于各种改变机

制在治疗过程中所发挥之作用的理解，因而也包含大量不同的治疗
干预手段（例如，共情、解释、指导、提建议、合作解决问题），
那么，它就可能对大量不同的来访者产生效用。正如前面所描述的，
这种扩展了的精神分析概念界定需要认识到一点，即治疗师与来访
者之间就治疗任务和目标（既包括外显水平，也包括内隐水平）的
不断协商，实际上是治疗过程的一个固有部分。尽管一直都会存在
坚持更为严格之精神分析界定的理论纯化论者，但在北美及世界上
许多其他地方，一种朝着更为多元、灵活的精神分析观点方向发展
的趋势已越来越明显。

精神分析治疗与不同的来访者群体

最初，精神分析是一种由受过良好教育的西欧中产阶级发展
起来的治疗手段（这种治疗也是为他们服务的）。随着精神分析成
为美国公共卫生保健系统内的主要的理论影响，一个矛盾的过程出
现了。受到精神分析思想影响的治疗师此时面临的是要治疗大量来
自不同文化和社会阶层的来访者；同时，指导他们的理论前提和干
预原理根本不符合所要治疗的来访者的多样性。近些年来，精神分
析学家撰写了大量关于认识到精神分析理论与实践所具有的欧美中
产阶级偏见之重要性的作品。他们还广泛地撰写了以一种这样的方
式来修正理论、治疗立场和干预手段之重要性的作品，即这种方式

要包含一种对文化态度和不同文化及社会阶层所特有的假设的理解（参见，例如，Altman, 1995；Gutwill & Hollander，2006；Perez Foster, Moskowitz & Javier，1996；Roland，1989）。每种文化对许多主题（如个人主义／集体主义、自主性／依赖性、社会阶层与对权威的尊重、性别角色与角色关系、情绪体验与表达、精神性等）的态度都存在一些特有的差异，有关这些差异的讨论非常复杂，就此处分配给我的篇幅而言，我不可能开始这个话题，否则就会因为过于简化而让人失望。

心理治疗中的大多数传统都将关注的焦点越来越集中于这些主题。不过，当代精神分析作品与众不同，它关注于分析内化的文化态度、潜意识过程、移情／反移情矩阵在心理治疗中所发挥的作用。美国是一个移民国家，它的独特之处在于丰富的文化与种族多样性。美国社会官方致力于这样一种理想，即包容这种多样性。身处自由、进步的圈子之中，我们很骄傲自己为多元文化所作的贡献，美国心理学会当然也尽到了自己的职责，推进了相关的研究与临床培训。精神分析观点为这一领域所作出的独特贡献在于，它强调有关种族、文化、阶层的潜意识偏见与歧视在塑造我们的日常互动过程中所发挥的作用。

尽管提出这样一种观点有些天真幼稚，即接受种族与文化的多样性是我们社会中所有方面都应该坚持的价值观，但我们没有严肃地质疑这些价值观在自由、进步圈子之中的正确性。从精神分析的观点看，这种为人们普遍接受的一致意见的局限之一在于，文化偏见与种族偏见可以被深藏在内心深处。我们常常不可避免地将社会偏见内化，而这些内化了的潜意识态度往往也会对我们与他人及自己发生关联的方式产生影响。当我们治疗一个来自不同文化背景或种族的来访者时，来访者和治疗师内化了的有关文化和种族的文化态度都会在移情／反移情矩阵（transference/countertransference matrix）中潜意识地表现出来。尼尔·阿尔特曼（Neil Altman，2000）曾就他自身实践中对一个非洲裔美国籍来访者进行治疗的失败案例，写了一篇坦率、直白的自我反省文章。在这个案例中，阿尔特曼（一位中产阶级的犹太裔美国精神分析学家）治疗了一位非洲裔美国籍来访者，他称这位来访者为 A 先生，因为婚姻问题和惊恐发作（panic attack）而前来求助。A 先生在儿童之家（foster care）长大，他在那里曾遭到这个社会大家庭内一些人的身体虐待和性虐待。他逐渐成了一个"硬汉"，一个与其他"硬汉"成天到处瞎逛的街头霸王，并因此存活了下来。12 岁的时候，他与亲生父母重聚，并决定改过自新。他在学校努力学习，在学业上取得了一些成就，最终上了一所常春藤法律学校并成为了一名成功的律师。治疗早期提到的一个主题是，A 先生的父亲要求他把一笔借款还给他（这笔钱是他父亲以前给他的）。A 先生对他父亲的新婚妻子非常生气，她一直催他父亲从他这里把钱要回去，他还气他的父亲什么事情都听他现在这个妻子的。

　　一开始，虽然事实对他不利，但阿尔特曼还是发现自己非常钦佩 A 先生能够取得如此大的成就。不过，在治疗早期，有一种模式开始显现：A 先生经常爽约，并拒绝付费。虽然阿尔特曼努力地想与 A 先生一起解决这种状况，但他无法像对其他来访者那样，不能完全找到他们之间所发生的事情的潜在意义。在回溯时，阿尔特曼承认，甚至在 A 先生第一次拒绝付费之前，他就曾有这样一种边缘性的想法，即这个人很可能最后不付钱给他。用阿尔特曼的话说，他当时的想法是这样的："我不能相信这个人，他曾经在贫困中挣扎，至今依然努力地精打细算，我不相信他会把为数不少的一笔钱交给我这样一个享有特权的人。" 阿尔特曼承认，自己在某个更深的层面上存在种族歧视，认为 A 先生可能会失信于他，因为他是黑人；同时，也因为阿尔特曼自己存在一种半意识的种族刻板印象，认为"黑人都是不负责任的，都有犯罪倾向"。用阿尔特曼（2000：4）的话说：

> 我还陷入了内疚、愤怒、贪婪等混乱的情绪感受中。同时还被激发出了一种与之互补的反犹太刻板思维。我开始感觉就像是被刻板地认定为贪婪的犹太人，就好像是以剥削非常贫穷的贫民窟居民为生的犹太地主。当我为自己的这些感受而感到羞愧时，我很难去面对 A 先生拒绝付费这件事情。我怕这样做会暴露所有这些偏见，会泄露我自己的贪婪和我认为他是出来骗我的这种感觉。

最终，阿尔特曼就 A 先生拒绝付费的事情与他进行了面对面的交流，并试图探索 A 先生对他父亲（他要求 A 先生把钱还给他）的感受与移情之间可能存在的相似之处。A 先生似乎觉得这种探索有些效果，并开始探索他自己在遇到关系紧张时总是让关系恶化的模式。在与阿尔特曼的治疗关系中，他没有通过让情况恶化的方式来解决问题，并在付费的事情上变得更为认真、谨慎。长话短说，A 先生继续断断续续地拒绝付费，最终退出了治疗，欠阿尔特曼相当大的一笔钱。在回顾时，阿尔特曼推测，是他自己对于自己半意识的种族主义感和内化的反犹太主义（anti-Semitism）而产生的羞愧感，使得他不能以建设性的方式探索他与 A 先生之间的情境。尽管我们没有办法知道对扮演中潜在的潜意识种族主义情感作更为深层的探索是否会导致更好的结果，但我认为，阿尔特曼很有勇气地为我们提供了一个非常有价值的例子，让我们知道：与种族相关的半意识态度或潜意识态度有可能会在移情／反移情扮演中表现出来。

我在社会研究新学院（The New School for Social Research）给临床心理学专业学生上课时，曾多次用到阿尔特曼的这篇文章，以激发他们的讨论，学生对此的许多反应都让我很感兴趣。虽然有一些学生觉得这篇文章非常有帮助，但其他学生的反应则是对阿尔特曼自己所承认的种族主义态度进行了评判，并且觉得阿尔特曼在谈到他自己内化了的反犹太主义时有些挑剔或尴尬。反过来，我却常常因为给学生看这样一篇文章并且认同阿尔特曼自己所承认的那种内心挣扎而感到一种模糊的羞愧感——虽然有些羞愧，但还没有羞愧到让我不再继续给学生看这篇文章。我认为，作为治疗师，如果我们想要找到潜意识偏见（在移情／反移情矩阵中，对我们自己以及我们的来访者所表现出来的潜意识偏见）的核心所在，那我们在面对自己的内心时所需要的正是这种类型的羞愧。

此外，由于新学院的学生来自世界各地，或者来自不同的文化背景，因此，当这些学生来自不同的文化背景（例如，拉丁美洲背景、亚洲背景、亚洲裔美国背景、非洲裔美国背景或中东背景）时，我们常常需要花一些时间来对他们治疗来自不同文化（包括盎格鲁血统的美国人）来访者的经验进行探究。当治疗师来自非主流文化背景或者正为了在不同文化世界之间找到自己的位置而努力拼搏时，对与他自身的文化认同（cultural identity）相关的潜意识的、冲突的反移情体验进行探索，可能就显得非常重要。

虽然在理论、临床和实证方面有关种族主义和文化在心理治疗中之作用的文献越来越多，但研究者通常不怎么关注社会阶层(social class）这个主题。这种相对的对社会阶层主题的忽视，与提出我们生活在无阶级差别的社会之中这样一个美国神话是相一致的。不过，就像社会学家指出的，虽然美国古老的文化中可能没有传统的社会等级之分，但事实上，我们有一个根深蒂固的阶级体系，这个体系主要是沿着社会经济路线而建立的，而且，在这个阶级体系之中，社会流动（social mobility）比美国梦所公认的要少得多（例如，Keller，2005）。

社会阶层的建构很难界定，因为它总是非常紧密地与文化纠缠在一起，在多文化、多种族的社会中，尤其难以界定。不过，在基本的水平上，阶层总是与这样一些变量相关，如经济收入、赚钱的手段、赚钱过程中需要投入的体力劳动量与脑力劳动量的对比、控制自己如何分配时间的程度、受教育水平、住宅类型等。随着资本主义的出现，传统上将文化分成贵族阶级与农民阶级的分层方式开始瓦解，以体力劳动为生的工人阶级与通过开办或管理企业（生产或销售产品的服务业）的中产阶级之间开始出现新的分化。

对临床心理学专业学生的培训往往会让他们对治疗产生偏见，强调在公共场所开展治疗时，自我觉察和自我反省常常让人感觉很无力，因为在公共场所，很多来访者都不是来自强调自我反省的文化，其生存状况中的一些方面（如，贫穷、社会的不稳定、身体疾病、不能控制自己的生活环境）非常突出，以致自我反省和领悟取向的心理治疗看起来与他们毫不相干。西方心理治疗和发展自我理解（self-understanding）的方案是在特定文化和历史中产生的实践。许多来自传统文化的人往往都会找一位医治者（healer）或某种类型的权威人士（例如，牧师、萨满教道士、家族中的长者或村庄里的长者），期望他们给出建议、提供指导，或以符合文化规范的方式帮助他们解决混乱的症状。

对于治疗的结果，来访者和治疗师的希望和预期往往迥然不同。来访者往往把治疗师视作机构的代表，这个机构有权力给他们提供被剥夺了的资源，或者对他们的未来产生某种影响（Altman，1995；Gutwill & Hollander，2006；Foster et al，1996）。诊所是社会服务网络的一部分，这个网络可以提供诸如福利、医疗补助、社会保障等好处。治疗师可能也名列其中，他们也努力地想获得这些好处。通常情况下，精神病医生（他们一般会采用药物治疗的手段来治疗来访者）会推荐来访者接受心理学的辅助治疗。而来访者可能感觉被迫去看治疗师，但前提是必须继续接受药物治疗。他们可能只是想找某个人说说话，或者进一步证实他们自己被牺牲或被伤害的体验。或者，他们可能会不定期地来接受面询，有时候可能好几次面询都不来，然后在遇到麻烦时又突然出现了（Altman，1995）。

同样，内化的有关种族的社会价值观在移情—反移情矩阵中会产生一定的作用，有关社会阶层的内化价值观也一样。我们经常可以看到，处于此种情境之下的学生会体验到无力感和羞愧感，因为他们认为自己可以提供一些有价值之物的感觉受到了威胁。这有可能会导致来访者采取一种防御的姿态，而这又会导致作为工人阶级的来访者的价值被贬低。他们可能会倾向于否认自己身上出现的一些体验和体质，如攻击性、性欲望、犯罪心理、剥削心理等，并特别挑剔工人阶级来访者身上的这些特质。或者，他们可能会低估阶层和社会状况对个体所产生的影响，并常常挑剔那些来自不稳定的且经济方面处于弱势背景的来访者，这些来访者不能"靠自己的力量重新振作起来"并为自己选择更好的生活（Altman，1995；Gutwill & Hollander，2006）。中产阶级治疗师或在社会化过程中接受了中产阶级价值观的治疗师身上的这种态度，有可能反映了范围更广的社会态度，即将贫穷等同于道德堕落，从而宽恕了一个富有的中产阶级在其中可以享有特权的社会体系。

正如我在整本书中所讨论的，当代的精神分析观点通常不会特别强调将"领悟"（insight）作为一种改变机制，而往往强调不同的改变机制的作用，包括新的关系体验、容纳（containment）、情感沟通和调节等。从这一观点看，最为重要的是干预所具有的关系意义（relational meaning）。因此，我经常会向我的学生强调，精神分析取向的治疗有可能包括许多不同的干预手段，包括探究内在体验、提供指导或建议、与来访者协商共同的目标或任务，或者在内心思考某一特定互动可能具有的关系意义的同时，尽可能以一种可靠的方式与来访者在一起，觉察并调整自己的情感体验，愿意去了解自己的潜意识偏见以何种方式影响到了自己的治疗工作。

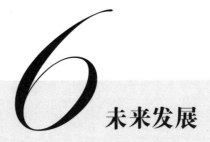

6 未来发展

CHAPTER SIX

近年来，研究者挥洒了很多笔墨来讨论精神分析是否有未来这一主题。在开始这一部分的讨论之前，我先提出这样一个假设，即精神分析确实有未来，而且，这个未来将以各种不同的形态和形式出现。其中一种形式是指精神分析的概念和干预手段不断地被同化进其他的治疗形式，尤其是认知治疗之中。当认知治疗第一次作为一种传统出现时，它的特性不仅与规定的干预手段有关，而且与对许多干预手段（这些干预手段通常与精神分析有密切的关系）的禁止有关。现在，当代认知治疗已经融合了精神分析的许多特征（这些在过去曾被视为禁忌），包括探究治疗关系、将治疗关系用作一种改变的媒介、帮助来访者觉察到他们自己想回避的感受、探究来访者的过去、延长治疗的时间（在治疗患有人格障碍的来访者时）。

此外，我还认为，精神分析将继续作为一个独特的传统而存在，而且，为了繁荣兴盛并保持其活力，它还将必须不断地发展。有一个重要的转变是现在已明确地承认，在北美及许多其他地方，密集型精神分析（每周面询四至五次）不再是一种普遍的治疗形式。例如，一项对 15 年间从哥伦比亚大学精神分析培训与研究中心毕业的分析学家的调查发现，大多数分析学家在治疗来访者时很少会以一周不止一次或不止两次为基础（Cherry，Cabaniss，Forand，Haywood & Roose，2004）。事实上，至少在北美地区，大多数接受更为密集之精神分析的来访者后来都经过培训，成了分析学家，少数接受过高级培训的分析学家接受的病例也是这些来访者。

因此，不幸的是，许多传统机构培训受训者实践和重视的那种精神分析与他们作为临床医生在现实中实践的精神分析往往不一致。正是因为存在这种不一致，传统上对"真正精神分析"（real psychoanalysis）与"心理动力"或精神分析取向治疗的区分变得越来越成问题，因为这种区分最终会使大多数精神分析临床医生生活在某种理想化治疗形式（这种治疗形式在实践中很少用到）的阴影之下，从而导致他们所做的工作的价值被贬低。因此，我认为，未来的精神分析需要抛弃对思想意识纯度的杰出论强调（这个过程已经在发生），并认识到精神分析已经出现了许多不同的形式、治疗时间及强度，而且，努力保持思想意识与专业技术的纯度是一种误导。未来的精神分析培训机构也需要扩展其课程，提供平常没有涉及的一些重要领域的培训，包括短程治疗；精神分析与其他治疗形式的整合；对来自不同种族、文化及社会部门的来访者的治疗；婚姻、家庭及团体治疗；对特殊群体的治疗，包括创伤受害者和严重的人格障碍患者（例如，边缘性人格障碍患者）。许多属于这种类型的课程转变已经在发生，尤其是在更具创新性的非传统精神分析机构中，更是常见。不过，这种类型的转变需要更为普及，这一点很重要。

实用精神分析

在精神分析已逐渐把懒散之人和经济宽裕之精英人物的放纵的自我关注联系到了一起的文化中，"实用精神分析"（practical psychoanalysis）这个术语就像是一个矛盾体。毫无疑问，精神分析中出现了一股重要的推力，它挑战了传统上关于"美好生活"的本质以及对于速战速决之强调的假设。同时，精神分析学家也越来越清楚地认识到，不愿意将关注的焦点集中于来访者的症状并关注症状的缓解，就代表治疗师没有认真地对待来访者的痛苦，并给他们提供他们所寻求的那种帮助。欧文·雷尼克（2006：1）说了下面这样一段话：

> 前来向心理健康工作者寻求帮助的人，通常都希望治疗师的治疗能够尽可能快速地、最大限度地缓解他的情绪痛苦。而大多数临床精神分析学家所提供的都是一段漫长的自我发现之旅，而且在这个过程中，过多地关注症状缓解会被视为有反作用。"自我觉察"（self-awareness）是主要的目标；症状缓解是次要的目标，而且，这个目标如果能实现的话，也是发生在主要目标实现之后。

从雷尼克的观点看，这种状态很不幸，因为它通常情况下不能让来访者缓解痛苦，而这种痛苦是导致来访者前来寻求治疗的首要原因。尽管一位精神分析治疗师有可能让来访者相信，自我发现是一件值得去做的事情，但始终存在这样一种危险，即来访者的症状没有任何缓解，但他仍然继续接受治疗只是一种顺从的表现，或者因为他或她觉得治疗没有任何价值，从而退出治疗。

因此，雷尼克支持在确立共同治疗目标的过程中与来访者合作的重要性，具体方式与我们前面谈到就目标与任务进行协商之重要性时所提到的一样。雷尼克提出，当治疗师对这些问题有与来访者不同的观点时，治疗师要明确地说出这些差异，给来访者一个机会，让他可以考虑另一种观点并决定自己是否希望受到这种观点的影响，这一点很重要。从雷尼克的观点看，那种坦率的（绝不是用治疗师的权威不适当地影响来访者——传统上对精神分析学家的顾虑）真的"机会均等"，它让来访者清楚、明确地知道治疗师来自哪里，这样他或她就不会最终发展为被一个幕后动机所操控。就像瓦赫特尔（Wachtel，1997）和弗兰克（Frank，1999）都曾提出的，传统精神分析禁止治疗师在治疗过程中采取一种积极主动的或指导性的姿态的观点与当代注重关系的姿态（对于治疗师的任何行动或任何行动的缺乏，该姿态都从其关系意义来加以看待，此种姿态还挑战了认为中立的治疗姿态可能存在的神话）是不相容的。

雷尼克还强调，不管在治疗开始时治疗师与来访者商定了怎样的目标，这些目标随着时间的推移都会有所改变，因为随着治疗的进展，治疗师和来访者对目标的理解都会发生变化。不过，他主张，追踪来访者的当前症状以及随时间推移而不断演变的目标，是很重要的。他还鼓励治疗师参与明确的和来访者一起探索的不断发展的过程，其程度要让他或她觉得治疗师是有益的。

近几年来，许多其他分析学家（例如，Bader，1994；Connors，2006；Frank，1999；Wachtel，1977）也认为，严肃、认真地对待来访者的症状，并采取一系列更为主动的干预手段帮助来访者获得症状的缓解，是非常重要的。对来访者症状的强调，并不一定会忽略这些症状的潜在意义，也不一定会忽略这些症状产生的人际背景的潜在意义。此外，体验症状的缓解，有可能会为来访者探索其他具有更深层性质的问题铺平道路。

许多年前我还在一家精神病医院工作时，我曾督导过一位年轻的受训者，他采用行为干预手段来治疗一位表现出针状物恐惧（needle phobia）的来访者，这位来访者不敢寻求任何的医学治疗，因为他害怕打针和输液。尽管行为治疗表面上很成功，但一年后，这位来访者又回到了这家医院的另一个诊室寻求治疗。那个诊室的医生让她回到我们诊室作一个评估，于是，我见到了她。评估结果表明，我们的治疗对她确实有帮助，她不再有针状物恐惧的困扰。不过，现在，她准备解决人际关系方面的一些担忧，用她的话说，她在一开始来我们诊室接受治疗时"没有想那么多"。在详述这个案例时，我想要表明的一点是，我并不是换一种方式来重复以前的精神分析观点，即认为治疗症状是毫无意义的，因为症状只不过是某个更为深层的潜在问题的表现而已，而这个潜在问题最终会导致新症状的出现。恰恰相反，我赞成"满足来访者的即时需要"（meeting clients where they are）的重要性。如果我们一开始就试图用一种领悟取向的方法（insight-oriented approach）来治疗这个来访者，那么，她很可能早就退出了治疗。相反，很可能正是这个在对她而言有意义的水平上给她治疗的过程，帮助她发展出了信任感和安全感，让她在后来可以去探索更为深层、更具威胁性的心理问题。

整合其他取向

顺便要提到的一点是，许多精神分析学家都倡导将其他治疗观点的干预手段整合进精神分析实践中。瓦赫特尔（例如，1977，1997）便是早期的倡导者之一。他提出，将行为干预手段整合进精神分析实践具有潜在的有用性；他认为，行为干预手段事实上可以促进心理动力水平上的改变，而精神分析理论为理解导致并维持行为水平上所表现出来之问题的因素增加了一个很有价值的维度。在 20 世纪 90 年代早期和中期，我曾发表了一些文章，并与一些学者合作出版了一些著作，详细而明确地阐释了一个促进精神分析取向、认知—行为取向以及经验取向之间整合的理论框架，主要广泛地探讨了有关治疗关系的各种精神分析概念化在一些特定的方面是以何种方式对认知观点起促进作用的。包括促进了评估与阐释过程，帮助修通了治疗困境，提高了治疗维持时间，丰富了我们对情绪与认知之间关系的理解（Greenberg & Safran,1987；Safran，1984，1998；Safran & Greenberg，1991；Safran & Segal，1990）。

弗兰克（1999）广泛地写到精神分析中"关系转向"（relational turn，例如，关系精神分析的出现）提供了一个理论框架，这个理论框架与精神分析取向治疗师采取主动行为干预的做法要相容得多，而且，与当代精神分析中更多的理论发展更为协调一致。此外，他还提供了富有启发性的临床案例，来证明整合精神分析取向与行为取向可能会带来非常良好的效果。

　　最后，康纳（Connors，2006）以前面所引用的各种贡献为基础，提出，重要的是要将强调的重点更多地放在精神分析取向治疗师对特定症状的治疗上，并证明精神分析取向治疗师整合认知干预手段与行为干预手段的做法，有可能会促进对一系列特定症状的治疗，包括抑郁、焦虑、强迫行为、暴食等。

精神分析与研究

　　正如前面所讨论的，越来越多严密的实证研究已证明精神分析取向治疗的功效；而且，许多精神分析学家也逐渐地认识到，多投入一些精力、物力来开展这种类型的研究，对于精神分析在未来的生存而言是必不可少的。这种认识来得太晚了。许多精神分析学家迟迟认识不到开展严密实证研究的潜在重要性，坦白说，他们一直瞧不起那些确实进行此类研究的精神分析取向研究者的努力。大量文献中都提到的研究者与临床医生之间在治疗取向方面的隔阂（Bergin & Strupp，1973；Goldfried & Wolfe，1996；Morrow-Bradley & Elliott，1986；Persons & Silberschatz，1998；Rice & Greenberg，1984；Safran，Greenberg & Rice，1988；Safran & Muran，1994；Talley，Strupp & Butler，1994）在精神分析界尤其大。就像临床心理学领域普遍存在的现象一样，精神分析研究者往往也不是从事实践的临床医生，或者他们只从事非常有限的临床实践。

而且，许多精神分析研究者也没有接受过正规的、研究生阶段的精神分析培训。

之所以出现这种情况，有一部分实际的原因。对于精神分析研究者来说，在进行创造性经验研究的同时，去接受耗时的研究生阶段的精神分析培训是极其困难的。他们只有进行创造性的经验研究才能在大学学术界的正规等级上不断地晋升，才有时间成功地将必需的补助资金用于支持开展好的经验研究。不幸的是，许多没有接受过研究生阶段精神分析培训的持精神分析取向的研究者，被他们那些持有更为正规的传统精神分析证书的且身处精神分析文化（这种文化的绝大部分已经脱离了大学系统）之中的同行视为此等公民。而且，在学院派临床心理学界，精神分析取向的研究者也在打着一场艰难的战争，因为精神分析在大学系统中已变得越来越边缘化。

在政府支持的研究基金方面，由于存在对生物学研究和神经生理学研究的偏见，导致越来越难获得基金资助来开展一般的心理治疗研究。而且，由于普遍存在这样一种误解，即认为精神分析治疗"缺乏实证支持"，因此，要想获得基金资助来开展精神分析取向的研究就更难了［我可以用我在国家心理健康研究所资助评审委员会（National Institute of Mental Health Grant review committees）就职的经历来证明这一点］。

很明显，传统精神分析对严密实证研究的轻视是自我毁灭的，并且还会对这门学科的发展产生有害的影响。虽然这种轻视的态度通常反映了一种狭隘的教条主义和保守态度，但同样重要的是，我们还要认识到，许多精神分析学家对于从业临床医生与大量已出版、发表的心理治疗之间关联的担忧是合理的。我们有充分的理由担忧现存研究范式在把握治疗过程之复杂性方面的能力局限性。

心理治疗研究的黄金标准是随机临床试验（randomized clinical trial），这一标准是从药物研究中借用而来的，药物研究假定，我们可以独立于其人际关系背景来评估某种特定药物的功效。在这个框架中，药物是"有效成分"（active ingredient），而所有其他有可能对其功效产生影响的因素（例如，来访者的预期、治疗师的人际技能、治疗关系的特性等）都是可以控制的非特异的无关因素。将这种"药物隐喻"（drug metaphor）(Stiles & Shapiro，1989) 用于心理社会治疗（psychosocial treatments）会遇到的问题是，在心理治疗中，治疗的任何有效成分从概念上讲都无法与所谓的非特异因素（例如，来访者—治疗师关系中突然出现的一些特性）分离开来。因此，从概念上说，我们不可能把治疗与治疗师（或者更确切地说是治疗中的二人团体）分离开来。事实上，大量证据（且证据越来越多）表明，像治疗关系和治疗师个体变量这样的因素，比所实践的特定心理治疗流派会对结果变化产生更大的影响（Safran，2003；Safran & Muran，2000；Safran & Segal，1990；Wampold，2001）。

虽然有这些担忧，但许多精神分析学家还是认为，为影响公众态度和政策制定者（包括政府和私人的保险公司）的态度而开展有关精神分析取向治疗的随机临床试验研究是非常重要的。虽然我肯定同意这种观点，但我还是想指出一点，即仔细地考虑一下那些批评者所提出的严密的、经过深思熟虑的意见也很重要（那些批评者认为，一心投入通过随机临床试验来证明精神分析取向治疗之价值的事业，会带来一些危险，例如，Cushman & Gilford，2000；Hoffman，2009）。正如我在前面所指出的，库什曼和吉尔福德（Cushman & Gilford，2000）认为，作为循证治疗范式（evidenced-based treatment paradigm）之基础的含蓄假设（例如，速度、具体性、效率、系统化）可能会对我们理解治疗过程的方式产生有害的影响。他们提出，这种范式将治疗师概念化为心理技术员（psychotechnician），他们以一种最为有效的方式来实施某种标准化的技术。而这进而又会使得它自身内隐地屈从于这样一种观点，即来访者是这种技术的被动接受者，来访者与来访者之间只有适应于治疗方案的程度的不同。

霍夫曼（Hoffman，2009）沿着相似的思路提出，过于强调证明精神分析事业之"科学效度"的重要性，往往会带来这样的问题：对相关的潜在哲学假设与认识论假设的合理批评就有可能被边缘化。在他看来，对基于手册的治疗（manual-based treatments）的评价忽视了每一个治疗二人团体的独特性和治疗过程的内在不确定性。此外，从他的观点看，宣称某人基于经验证据就能够知道什么对于某个特定的来访者而言最有帮助，是一种技术理性（technical rationality），它会掩盖治疗师在任何既定时刻就如何反应作出基于价值之选择的个人责任。最后，我们有关何为治疗有效性的假设往往含蓄地包括有关何为"美好生活"的假设。这样的问题不能也不应该完全由"科学"来裁决。如果我们赋予科学权威一些权力来仲裁这些选择,那么,我们便落入了最为糟糕的科学主义(scientism),就连道德态度也会冒充为科学"发现"(Hoffman,2009:1049)。

我个人关于这些问题的观点是,虽然这些批评有价值,但精神分析取向研究者们的努力对于精神分析的生存来说至关重要。很可能甚至更为重要的一点是,正是因为有关精神分析取向治疗的随机临床试验研究的失败,才使得公众一直存有误解。有关研究方法学、认识论问题,以及社会政治因素与道德思考在科学哲学中所扮演的角色之间的复杂关系的讨论,将不会对政策制定者与公众的态度产生重要的影响。人们想要的是有关"什么有作用"的直截了当、明确具体的答案,他们没有时间或兴趣去追寻专业人士之间看似深奥难懂的讨论。

不过,我在这里担忧的不是什么实用主义,也不是什么政治上的权宜之计。很长时间以来,精神分析学家一直认为严密的实证研究与他们毫不相干,而且,这种观点与孤僻偏狭、自以为优越的态度(这种态度的基础是权威和权威精神分析课本的要求,而不是证据)紧密地结合到了一起。从职业生涯开始之日起,我一直是一个积极的心理治疗研究者,我看到在很多情境中,研究者以一种不加批判的方式来开展实证研究,他们试图用实证研究来证明某个理论观点或政治议程,而不是用来推进发现的过程。同时,我还看到,

心理治疗研究者在面对挑战了先前深信不疑之理论假设的发现时，
能够很轻易地改变其信念。

社会、文化及政治的批判

像哈里斯（Harris）、迪门（Dimen）、科尔贝特（Corbett）
这些学者的政治议程主要集中于质疑有关性别和性欲之传统理论与
假设压迫人的方面。此外，当代精神分析理论中还出现了一股推力，
推进处理更为广泛的政治问题。博蒂西尼（Boticelli，2004）提出，
对于精神分析强调关系的传统所具有的一些特征（例如，对于相互
关系的强调、分析师权威的解构、治疗师的自我暴露等），以及精
神分析所具有的"释放"和"解放"的可能性（与弗洛伊德有关可
能出现哪些改变的更为温和的观点形成了鲜明的对比），我们可以
在某种程度上将其理解为政治抱负的一种置换，这种政治抱负激发
了 20 世纪 60 年代和 70 年代的反抗运动。引用博蒂西尼的一段话：

由于在 20 世纪 60 年代和 70 年代民权运动的余波中种族与社
会不平等的持续存在而感到沮丧气馁，由于社会主义替代自由市场
资本主义的幻想的破灭，那些左翼分子似乎就得出结论认为，我们
根本无法摆脱已经获得的世界。（Boticelli，2004：640）

因此，一直以来存在着这样一种倾向，即对进步的政治野心作
心理学分析或改变其方向，使其指向内心领域。在博蒂西尼（2004：

639）看来：

在一个大多数社会权威都表现出越来越壮观且表面上看似不可挑战的形式（因为公众选举出来的官员遵循的是国家规范，而不是选举他们人民的利益）的时代，精神分析开始对解构分析师的权威和民主化分析关系感兴趣，这似乎并不是一种巧合。当作出的大多数决定会对我们的生活产生影响的民众（例如，大集团的 CEO 们；联邦储备委员会主席；世界贸易组织、国际货币基金组织以及世界银行的成员）超越了公共影响和责任而发挥作用时，对共同性和分析师参与的强调会让人产生一种"我们都是这个国家的一分子"的感觉，这不是偶然。关系精神分析代表了我们所希望的世界重组在治疗空间的投射——这是乌托邦理想的最后一个堡垒。

从博蒂西尼（2004：649）的观点看，"我们需要更重视自己，在离开办公室之后要坚持自己的关系信念的力量"。他认为，对我们来说，必须要做到的一点是：不能将心理学领域从政治领域分离出来，也不能完全退回到心理学领域，而应将其作为一种对于绝望或恐惧（我们害怕自己在政治领域的行为会被证明毫无用处）的防御性反应。

南希·卡罗·霍兰德（Nancy Caro Hollander）是位于多明尼戈斯山的加利福尼亚州立大学的一位研究拉美历史的教授，也是一位精神分析学家，她曾广泛地写到了参与政治的精神分析学家在 20 世纪 70 年代和 80 年代在拉美军事政权下为人权而展开的战争中所发挥的作用（例如，Hollander，1997，2006，2010）。在她的著作《仇

恨时代之爱》（ *Love in a Time of Hate* ）中，霍兰德（1997）记录了
一些来自阿根廷、乌拉圭、智利的政治上活跃的精神分析学家的经
历，他们都曾在自己的国家找到了在独裁政权之下为民主和人权而
战的办法。他们当中有些人被关押入狱，备受军政府的折磨，其他
人则逃到了像墨西哥、古巴、法国这样的国家。在流亡生活中，他
们继续与流亡的拉美精神分析学家（他们也是军事酷刑的受害者）
一起从事研究。

　　阿根廷精神分析学家玛丽·兰格（Marie Langer，在本书开头，
我就介绍过她的个人成长历程与专业成长历程）是这些参与政治的
精神分析学家中的关键人物(Hollander, 1997)。正如前面所指出的，
到了 20 世纪 60 年代，拉美的精神分析从许多方面看都已成为文化
中一股相对保守的力量，这与美国所发生的情形不同。不过，到了
20 世纪 60 年代中期，新一代的分析学家向传统发起了挑战，他们
要求回归一种更为进步的且参与政治的精神分析。在 20 世纪 60 年
代中期和 70 年代早期，当右翼军事独裁政权开始接管许多拉美国
家，精神分析圈内的矛盾冲突也开始升级。1966 年阿根廷的军事政
变和第一个军事独裁政府的成立，使得这些矛盾冲突进一步地恶化。
虽然有些分析学家赞成让心理学从政治学中脱离出来，并提倡将精
神分析思想体系视作一项价值中立的科学事业，但其他一些分析学
家则变得越来越激进。兰格与她的一些同时代分析学家分道扬镳，
并与提倡政治激进主义的年轻一代分析学家结成了同盟。在拉美的
心理健康专业人士中，兰格成了人权运动的著名人物。她毫不留情

地批判了阿根廷违背人权的现象，1974年，她被迫过上了流亡的生活。这时，她去了墨西哥城，并在那里为一些难民提供治疗，这些难民都是从阿根廷、智利、乌拉圭以及中美洲的军事独裁统治之下逃离出来的（Hollander，1997）。

最近几年，霍兰德（2006；2010）利用她早期关于在拉丁美洲参与社会事务的精神分析学家之经历的记录（Hollander，1997），表明当时的情形与美国的情形之间的相似之处。随着美国公民自由不断被侵犯，世界贸易中心被袭击后，霍兰德力劝她在美国的同事要学习拉美精神分析学家（他们经历过自己的国家从民主政体向极权政体的转变）的经验。她还提醒大家提防心理健康专业人士将心理领域与政治领域分离开来的做法可能会带来的危险。

例如，入侵阿富汗后，美国政府作了一个决定：进行强制审讯是合法的。这违背了《日内瓦公约》有关阿布格莱斯、关塔那摩等拘留所的拘禁方面所保证的保护政策。随着时间的推移，有关这些拘留所的真实情况的信息越来越多地传了出来，美国公众也逐渐从一种自鸣得意的接受态度转变为道德义愤。一系列报道出现在了公众面前，这些报道声称，心理学家及其他健康保健专业人士在设计和商议对关押在伊拉克、关塔那摩及美国中央情报局（CIA）许多"黑点"的犯人使用强制审讯技术的过程中一直发挥着某种作用。

紧接着又有新闻报道称，心理学家在强制审讯技术的使用中发挥了一定的作用，美国心理学会（APA）发起了一次对这种情境的广泛评论。一些心理学家／精神分析学家［他们是美国心理学会精神分析分会的成员，例如尼尔·阿尔特曼（Neil Altman），斯蒂芬·索尔兹（Stephen Soldz），斯蒂芬·赖斯纳（Stephen Reisner），弗兰克·萨默（Frank Summers），吉斯兰·布朗热（Ghislane Boulanger）］发挥了关键的作用，带头作出了一系列的努力，最终导致美国心理学会在回应这种情形时投票赞成官方政策声明（Altman，2008；Harris & Botticelli，2010；Hollander，2010；Soldz，2008）。这份政策声明明确且毫不含糊地严禁所有心理学家到使用虐待性审讯技术的地方或虐待犯人的拘留所工作，除非他们是为被拘留在里面的人治疗，或者是为致力于维护人权的独立的第三方工作。

在描述心理学家／精神分析学家在促成 APA 这个关键的节骨眼上作出此种反应方面所发挥的作用时，我并没有说精神分析学家是唯一的道德群体。事实上，在不同的文化和历史领域，精神分析学家有很长一段时间身处重要道德分水岭的两边。相反，我的观点是，我们可以将他们在促成 APA 对此种情境作出此种反应方面所发挥的作用，看作是当代正在发生的社会进步且参与政治的精神分析根源的再燃。我认为，精神分析对于人类理性的局限、普遍存在的自欺行为以及长期存在的对更为广泛之社会与文化事务的兴趣（此种兴趣为这种类型的积极、进步的政治参与确立了背景）的基本认识中，存在一些固有的东西。

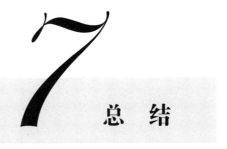

总 结

CHAPTER SEVEN

　　我撰写本书的目的是让读者全面了解当代精神分析和精神分析治疗中的重要理论概念与干预原理。此外，我还描述了当代精神分析学家所假定为治疗改变过程之基础的一系列不同的行动机制。虽然我也曾试图让读者大致了解在不同国家占优势地位的一系列不同的精神分析传统，但我主要强调的重点还是美国的精神分析，尤其是受到了当代关系思想影响的各种发展。

　　我还想为读者提供足够的历史背景和文化背景，让他们更好地理解精神分析的演变情况以及促成当代精神分析理论和实践中各种新进展的因素。我的目的之一是纠正一些有关精神分析和精神分析治疗的误解（这些误解从某种程度上说起源于一种在美国不再处于优势地位的精神分析风格所形成的讽刺漫画）。我还试图纠正一些由于对传统精神分析的某些目标、价值观以及实践的了解不全面或很有限而导致的常见误解。

　　精神分析起源于100多年以前，随着时间的推移，它已经有了很大的进展。为了适应当前的文化价值观和需要，北美的精神分析在许多方面都有了进展。它变得更为灵活，不那么专制了，而且更注重实际，更响应来自不同种族、文化、社会阶层的更为广泛的来访者的需要。专注、严谨的精神分析师队伍越来越壮大，而且，还有越来越多的经验证据支持精神分析取向治疗的有效性。由于受到了各种历史环境和文化环境的影响，美国精神分析也从一种由医生支配的传统变成了心理学家越来越占据优势地位。这对当代精神分析理论与技术的发展产生了重要的影响，而且这种影响有可能会增大。

　　到了 20 世纪 60 年代中后期，精神分析受到了双面夹击：一面是行为主义传统，另一面是"第三势力"——人本主义心理学传统。行为主义传统批评精神分析缺乏科学合理性，而人本主义传统则批评精神分析具有机械论和还原论的倾向；而且精神分析还不能正确理解人性更为高尚的方面和人类经验的基本尊严。

　　我认为，传统上许多精神分析学家对实证研究的反感是一个严重的问题——它使得精神分析传统一直处于孤立、偏狭的状态，它还阻止了批判性的自我反省，把理论当作事实。鉴于这些原因，我认为，当前精神分析学家再次对实证研究产生兴趣，是一件很有利的事情。不过，忽视或低估精神分析中那些超出自然科学范围的维度，是错误的——我们可以把精神分析中那些超出自然科学范围的方面更为精确地界定为一门解释学学科、一种批判理论、一种生活哲学、一种智慧传统或者一门手艺。

　　我认为，人本主义对精神分析的批评（它批评精神分析不能正确地理解和肯定人性之根本的高尚与尊严）也很有价值。我认识太多因年轻时候接受精神分析治疗而留下创伤性体验的人（其中有很多是我的朋友和同事），他们在退出治疗时感觉已支离破碎、被客体化且被归为了病态，而不是感觉到被欣赏、被理解、被认为有价值且是一个完整的个体。我有一个朋友，也是我的同事，他的名字叫马文·戈尔弗雷德（Marvin Goldfried，他是认知—行为传统的创始人之一，也是心理治疗整合运动的领导者之一），他在 20 世纪 80 年代开展过一项研究：他和他的学生用一种理论上中立的等级评定图式（rating scheme）给心理动力治疗师或认知—行为治疗师确定为"好面询"的治疗面询的抄本进行编码。其目的是试图用理论上中立的术语来描述心理动力治疗师与认知—行为治疗师所采用的干预类型之间的重要差异（Goldfried, Raue & Castonguay, 1998）。当他在会上呈现这项研究时，往往会这样来总结他们的发现（有点言不由衷）：认知治疗师往往会向来访者传达这样的信息，即"你事实上比你自己所认为的要好"；而心理动力治疗师则倾向于传达这样的信息，即"你事实上比你自己所认为的要糟糕"。

从某些方面看，他总结发现的方式具有某种意义。传统精神分析强调要帮助来访者觉察到并承认他们不喜欢的自己的一些方面——即他们所防御的一些经验方面。传统上，认知—行为治疗强调要帮助来访者看到他们自身选择性地将关注焦点集中于消极面（而不是积极面）的方式。认知治疗的乐观倾向以及对积极面的强调，与美国文化所特有的乐观主义及正向思考的悠久传统有一种历史的连续性。我们在"新思想运动"（New Thought Movement）中可以看到这一点，在20世纪中期，"新思想运动"通过菲尼亚斯·昆比（Phineas Quimby）和玛丽·贝克·埃迪（Mary Baker Eddy，基督科学的创始人）等人的影响而在全国传播了开来。我们在戴尔·卡耐基（Dale Carnegie）的《人性的弱点》（*How to Win Friends and Influence People*）中可以看到这一点。我们还可以从自主产业所取得的巨大成功以及21世纪对于通过正向思维来治愈的强调中看到这一点。

已故的斯蒂芬·A.米切尔（Stephen A. Mitchell, 1993：305）是当代关系精神分析的创立者之一，他是这样描述弗洛伊德的观点与更为现代的美国精神分析观点之间的区别的："弗洛伊德并不是一个特别快乐的人，他所说的理性的、科学的个体也不是一个特别愉快的个体。不过，这个个体更为强大，基础更为牢固，与现实更为一致（即使这一现实更为暗淡）"。在米切尔看来，在当代精神分析中，强调的重点已经发生了转变，从弗洛伊德所强调的放弃本能欲望与幻想转变成了个人意义的创造以及自我的复苏。米切尔（1993：25）写下了下面这一段话：

（如今）在精神分析看来，许多患者都不是遭受了可以通过理性和理解来加以抑制和转化的冲突性婴儿期激情所致，而是因为个人发展受到了阻碍……今天的精神分析为来访者提供了机会，让他们可以自由地发现并愉快地探索他自己的主体性、想象力。

我的感觉是，在某些方面，当代美国精神分析已经融合了20世纪60年代的人本主义心理学所具有的一些更为积极、更具创造性、更为乐观肯定的特质。同时，我认为，不要抛弃许多人所描述的弗洛伊德的悲剧感（tragic sensibility）对精神分析的未来发展非常重要——弗洛伊德的悲剧感包括：他相信本能与文明之间存在着一种内在的冲突，他强调认识到并接受生活中的艰难、残酷以及侮辱而不用幻想性的信念来聊以自慰是非常重要的。正如我在前面所指出的，在弗洛伊德看来，精神分析的目标是将神经症痛苦（neurotic misery）转换成人们日常生活中的不幸。我们可以将弗洛伊德的这种观点解释为一种朴素的悲观主义的观点，而且，我们还可以将其视作一种现实的、具有深远的解放意义的观点——不同于禅宗的观点（其启示包括放开想要逃避日常生活之现实的幻想）。

乐观主义是美国的一种重要的"自然资源"。它激发美国人把美国建成了世界上最为现代的民主国家之一，它还为各国的移民提供了惊人的机会（这些移民在自己国家生活在迫害、压迫和贫穷之中）。它还激发了曾经难以想象的技术创新。不过与此同时，美国的乐观主义也有可能导致潜藏的压迫，使得那些遭受痛苦的人被边缘化且受到压制，这些人还会被视为失败者，或者被含蓄地视为在道德方面不适当。新闻记者芭芭拉·艾伦里奇（Barbara Ehrenreich，2009：1–3）在她自己与乳腺癌的艰难斗争之后，于近期出版了一本书。在书中，她这样批判了自己曾说到的美国"正向思维的不间断促进作用"：

> 美国人是"积极的"人。这是我们的声誉，也是我们的自我意象。我们总是微笑，当来自其他文化的人没有报以微笑，我们常常就会有些困惑不解。在人们长期以来形成的刻板印象中，我们积极乐观、开心愉悦、乐观向上、流于表面，而外国人则可能敏感、萎靡，且很可能堕落颓废……令人吃惊的是，当心理学家着手测量不同国家的相对幸福指数时，他们常常发现，美国人并不幸福，即使在繁荣兴盛的时期，尽管我们自我吹嘘积极性，也并不十分幸福。最近一次对 100 多项有关世界范围内自我报告之幸福指数的研究进行的元分析发现，美国人仅排名第 23 位，荷兰人、丹麦人、马来西亚人、

巴哈马人、澳大利亚人，甚至大家一致认为阴沉的芬兰人的幸福指数都超过了美国人。

在一份私人记录上，艾伦里奇（2009:32）谈道，由于文化要求她以一种"积极的方式"来处理因自己的体验而产生的压力，她在与乳腺癌作斗争的过程中感觉到了非常强烈的孤立感。例如，她告诉我们，有一次，她在乳腺癌互助小组公告栏上贴上了一些表达她的某种绝望与愤怒的话语。艾伦里奇报告说，她的这一做法引出的反应是，她收到的是大家"异口同声的指责"。

有一段非常著名的奇闻轶事：弗洛伊德与荣格（Jung）、费伦奇（Ferenczi）一起穿过大西洋到克拉克大学演讲时，荣格非常兴奋且充满激情地谈到美国人对精神分析越来越感兴趣了。弗洛伊德对此的反应要慎重得多，据说他当时是这样回答的："他们几乎没有认识到我们正给他们带来一场灾难"（Fairefield, Layton & Stack, 2002：1）。随着精神分析在美国变得越来越流行，许多欧洲分析学家作出了矛盾的反应：一方面，成王败寇；另一方面，他们又担心美国的精神分析会失去原版精神分析所固有的更为激进、更具颠覆性的特质。例如，历史学家内森·黑尔（Nathan Hale, 1971：332）就写下了这样一段话：

美国人对精神分析进行了修正，以解决弗洛伊德观点的激进内涵与美国文化的吸引力之间的冲突……他们闭口不谈性欲和攻击性，使得这两者变得更为亲切了。他们强调社会从众性。他们比弗洛伊德更强调教导、说教，比弗洛伊德更受欢迎。他们更乐观、更环保。

最近，市面上出现了一些优秀的著作，它们面向的是正规精神分析团体之外的读者。这些著作试图向读者呈现一种与当代文化敏感性（cultural sensibility）相一致的更为当代的美国精神分析（Gabbard，2010；Leiper & Maltby，2004；Lemma，2003；Maroda，2009；McWilliams，1994，2004；Renik，2006；Summer & Barber，2009；Wachtel，2007）。在本书即将付印时，莫里斯·伊格尔（Morris Eagle，2010）发表了一篇精彩的关于从弗洛伊德到当代之精神分析进展的学术评论性文章。南希·麦威廉姆斯（Nancy McWilliams，2004）已完成了一项超级棒的工作，他撰写精神分析的语言风格使得广泛的当代读者群易于理解。从许多方面看，这也一直是我的目标。不过与此同时，我还希望我能够传达我的信念，即虽然今天的精神分析与弗洛伊德的精神分析或者 20 世纪 40 年代到 60 年代的美国精神分析迥然不同，但重要的是，我们不要抛弃精神分析中那些不一定轻易就能同化进美国主流文化之中的方面。精神分析从一开始就具有一种革命性、颠覆性的特质，而这种特质挑战了传统的文化规范与价值观。

美国精神分析在其鼎盛时期具有非常大的影响力。但是，这种成功的取得是有代价的——它成了一种鼓吹精英统治的、孤立的、在文化方面保守的力量。不过，当代精神分析的边缘化在某些方面已经完成了一个大循环，回到了这门学科早期的边缘状态。精神分析不再是现状的一种表现，它重新具有了一种新的潜能，能够成为一种建设性的反文化力量。因此，具有讽刺意味的是，精神分析的衰运为我们提供了一个机会，让我们可以恢复精神分析从一开始就具有的一些革命性、颠覆性且文化方面具有进步性的特质，并以此为基础不断探索。

附录 1　关键术语表

联盟（alliance，治疗联盟、工作联盟）　来访者和治疗师在治疗过程中合作或协商出一种建设性合作的能力。

依恋理论（attachment theory）　一种源自约翰·鲍尔比作品的发展理论，提出人类具有一种生物学方面固有的倾向，即保持与依恋对象（例如，他们的父母）的亲密关系。

妥协形成（compromise formation）　一种源自自我心理学传统的理论观点，提出所有的经验与行为都是潜在的本能欲望与对这种欲望的防御之间的妥协所导致的结果。

容纳（containment）　一种源自威尔弗雷德·拜昂之研究的有关发展和治疗改变的模式，提出治疗师以一种非防御的方式加工来访者难以面对的或"无法忍受的"情感体验的能力是一种重要的治疗机制。

反移情（countertransference）　在历史上，反移情被界定为治疗师对来访者的反应，这种反应往往会受到治疗师未解决之冲突的影响。当代精神分析理论倾向于将反移情界定为治疗师在与来访者一起时所产生的所有经验的总和，是一个重要的信息来源。

防御（defense）　一个内心过程，其主要功能在于以某种方式将一些想法、欲望、感受或幻想推出意识范围之外，从而避免情绪痛苦。防御常见的例子有理智化、压抑、反向形成、分裂和投射。

分裂（dissociation）　　由于焦虑或创伤而导致的对个体意识机能或心理机能之正常整合的部分或全部破坏。包括不同自我状态或自我经验的分裂。

扮演（enactment）　　当来访者和治疗师无意之中开始表演某个特定的关系情景时会发生扮演，它通常会受到来访者和治疗师双方独特的人格、关系风格、盲点、敏感性的影响。在心理治疗中，扮演随时都会发生。

均匀悬浮注意（evenly suspended attention，evenly hovering attention）一种细心、开放、善于接受的倾听风格，治疗师试图倾听来访者说的所有内容，而不让他或她自己的知觉或预期影响到他或她自己所关注的内容。

领悟（insight）　　一直以来，精神分析学家都将它视为一种重要的改变机制。领悟包括觉察到某种之前一直没有意识到的感受、欲望、幻想、想法或记忆。领悟还包括觉察到个体先前的经验或当前的潜意识预期、信念是如何塑造了此时不利于自己的人际关系模式。

内化（internalization）　　发展出有关与他人之关系的内部表象的过程，这个过程会不断地塑造我们的经验和行为。有关内化的理论有许多种。人们往往认为内化在发展过程中有非常重要的作用，在心理治疗中，它是一种重要的改变机制。

内部客体（internal objects，内部客体关系）　　通过与他人之真实互动、幻想以及防御（自我保护）过程的结合而发展出来的假定的内心结构。这些内心结构会塑造我们与他人之间的经验、我们倾向于选择的伴侣类型（爱人及其他搭档），以及我们体验与他人之间关系的方式。有关内部客体关系的模式有许多种，每一种模式都有它自己的假设、理论蕴涵和实际蕴涵。

解释（interpretation）　　治疗师试图帮助弄清来访者的经验，阐释一种有关来访者潜意识经验的假设，或者让来访者注意到潜意识的不利于自己的人际关系模式。

内心冲突（intrapsychic conflict）   潜意识欲望与反对这些欲望的防御之间的冲突。

心理化（mentalization）   将我们自己及他人看作具有心理深度和潜在心理状态（包括欲望、感受和信念）的存在的能力。心理化也是获取、反思我们自身的想法、感受、动机以及反思他人的心理状态的能力。

元沟通（metacommunication）   一种干预手段，指的是与来访者一起合作性地参与回溯过程，并探究治疗关系中内隐地发生的事情。

单人心理学（one-person psychology）   传统精神分析或古典精神分析的观点，认为治疗师可以超出他自己为互动不断作出的贡献这一背景之外来理解来访者的内心过程。从这一观点出发，来访者的移情就会被视为一种歪曲的知觉，这种歪曲的知觉受到了来访者过去的影响，并投射到了一个中立的刺激物之上。

原发过程（primary process）   一种原生的或原始的心理机能形式，开始于出生之时，并在整个一生中持续以潜意识的方式发生作用。在原发过程中，没有过去、现在、未来的区别。不同的感受和体验会凝结成一个意象或象征，不同的感受可以用隐喻的方式来加以表达，而且，不同人的身份也可以融合到一起。我们在梦和幻想中可以看到原发过程是如何发挥作用的。

阻抗（resistance）   通常被界定为来访者以一种破坏治疗过程的方式抵制改变或行为的倾向。阻抗背后的因素有很多种，如对于改变的矛盾心态、害怕失去个人的自我感、对于治疗师有问题的干预所作出的反应，等等。对阻抗的探究通常被视为精神分析中的一个重要目标。

破裂（rupture，治疗联盟的破裂，治疗关系的破裂，治疗僵局）　被视为治疗中不可避免会发生的情况，只是在强度、持续时间、频率上有所不同。以建设性的方式修通联盟破裂或治疗僵局的过程通常被视作一个重要的改变机制。

继发过程（secondary process）　与意识相关的心理机能的风格。它是理性的反省思维的基础。它是符合逻辑、次序、秩序的。

移情（transference）　来访者往往根据他或她在发展过程中与重要照看者或其他重要人物的经验来看待治疗师的倾向。在当代精神分析理论中，移情总会在不同程度上受到治疗师真实特征的影响。

双人心理学（two-person psychology）　许多当代精神分析模式共同的观点，认为治疗师和来访者对于治疗关系中所发生的任何事情都始终有促进作用。从这一观点看，如果我们不理解来访者受治疗师影响的方式，那我们就不可能富有意义地理解来访者的内心过程和行为。

潜意识（unconscious）　一个重要的精神分析概念，不同的精神分析理论会以不同的方式来对它加以界定。贯穿所有这些理论的常见主线是这样一些前提假设：①我们的经验和行为会受到不属于意识领域的心理过程的影响；②这些潜意识过程之所以被排出意识之外，是为了避免心理痛苦。

附录 2　本书部分词语
英汉对照表

Conformist perspective 墨守成规的观点

Connectedness 关联性

Connors, M. M. 康纳

Conscious mind 有意识的心理

    bringing the unconscious into 将潜意识带进 ~

    in developmental perspective 发展观点中的 ~

    feelings on edge of ~ 的边缘感

    instincts and wishes threatening to 威胁 ~ 的本能与欲望

    self-states in ~ 中的自我状态

Consciousness expansion 意识扩展

Conservatism 保守主义

Consumer culture 消费文化

Containment 容纳

Contemporary psychoanalysis 当代精神分析

    in American culture 美国文化中的 ~

    critical perspective in ~ 中的批判观点

    cultural influences on 对 ~ 的文化影响

    diverse client population in ~ 中的不同来访者群体

    diverse theory in ~ 中的不同理论

    empathy in ~ 中的共情

    objectivity toward other in 对他人的客观性

    and overintellectualization ~ 与过度理智化

    recent developments in ~ 的近期发展

    relational psychoanalysis in ~ 中的关系精神分析

    short-term therapy in ~ 中的短程治疗

    surrender in ~ 中的放弃

    therapist authenticity in ~ 中治疗师的真诚

    transference interpretations in ~ 中的移情解释

    treatment duration in ~ 中的治疗持续时间

Lacanian theory in	~ 中的拉康理论
object relations theory in	~ 中的客体关系理论
post–Freudian perspectives	后弗洛伊德观点
post–Kleinian tradition in	~ 中的后克莱因传统
psychoanalytic pluralism in	~ 中的精神分析多元化
Hoffman, I. Z.	I. Z. 霍夫曼
Hollander, N. C.	N. C 霍兰德
Honesty	诚实
Horkheimer, M.	M. 霍克海默

How to Win Friends and Influence People（D. Carnegie）

《人性的弱点》（D. 卡耐基）

Huber, D.	D. 休伯
Humanistic perspective	人本主义观点
Humanistic psychology	人本主义心理学
Human rights	人权
Humility	谦卑
Hypnosis	催眠
Hysteria	癔症
Id	本我
Identity	同一性
Ideological purity	思想意识的纯度
Implicit relational knowing	内隐关系认知
Improvisation	即兴反应
Individualism	个人主义
Individuation	个体化
Industrial capitalism	工业资本主义
"I-ness"	"我"
Insecure attachment	不安全的依恋
Insight, emotional	情绪领悟

internalization of interactions with	与 ~ 互动的内化
in transference	移情的 ~
Past experiences	过去经验
Patterns	模式
Perls, F.	F. 佩尔斯
Personal agency	个人力量感
Personal growth	个人成长
Personality organization	人格组织
Perspective taking	观点采择
Pluralism, psychoanalytic	精神分析的多元化
Policymaking	政策制定
Political engagement	政治参与
in American psychoanalytic tradition	美国精神分析传统中的 ~
in early psychoanalytic thinking	早期精神分析思想中的 ~
Lacanian influences on	拉康对 ~ 的影响
Positive feelings	积极感受
Postgraduate training	博士生培训
Post–Kleinian tradition	后克莱因传统
Postmodernism	后现代主义
Power	权力
Power imbalances	权力失衡
Practical psychoanalysis	实用精神分析
Pragmatism	实用主义
Preverbal behavior	前言语行为
Primary process	原发过程
Principle of overdetermination	多因素决定原理
Problem solving	问题解决
Professional elitism	专业杰出人物统治论
Professionalization	专业化

intervention principles for	~ 的干预原则
Theory, *See* Psychoanalytic theory	理论，*参见*精神分析理论
Therapeutic alliance	治疗联盟
in case study	~ 的案例研究
defense analysis in	~ 中的防御分析
empathy in	~ 中的共情
interpretations in	~ 中的解释
in psychoanalytic theory	精神分析理论中的 ~
repairing ruptures in	修复 ~ 的破裂
self-disclosure in	~ 中的自我暴露
transference interpretations in	~ 中的移情解释
working through ruptures in	修通 ~ 中的破裂
Therapeutic impasses	治疗僵局
intervention principles for	~ 的干预原则
therapist responsibility in	治疗师在 ~ 中的责任
working through	修通
Therapeutic relationship	治疗关系
in case formulation	~ 的案例阐释
in case study	~ 的案例研究
as change mechanism	作为改变机制的 ~
client contributions	来访者的贡献
countertransference in	~ 中的反移情
emotional insight in	~ 中的情绪领悟
enactments in	~ 中的扮演
lack of closure in	~ 中的结束感缺乏
and medical training	~ 与医学培训
nontransference in	~ 中的非移情
power in	~ 中的权力
in psychoanalytic theory	精神分析理论

affect communication	情感沟通
affect regulation	情感调节
ambiguity	不确定性
ambivalence	矛盾心态
articulation of feelings and wishes	清楚地表达感受与欲望
case formulation	案例阐释
change mechanisms	改变机制
clarification	澄清
consciousness expansion	意识扩展
containment	容纳
countertransference	反移情
creating meaning	创造意义
defenses	防御
dream interpretation	梦的解析
emotional insight	情绪领悟
empathy	共情
and evidence-based practice	~ 与循证实践
experience of agency	能动性经验
genetic transference interpretations	发生学移情解释
historical reconstruction	历史重构
interpretations	解释
intervention principles	干预原则
lack of closure	结束感缺乏
long-term, intensive treatment	长程密集型治疗
making the unconscious conscious	使潜意识变为有意识
mentalization	心理化
moments of meeting	会心时刻
nontransference interpretations	非移情解释
resistance	阻抗

关于作者

　　杰里米·D. 沙弗安（Jeremy D. Safran），博士，纽约市社会研究新学院 (New School for Social Research) 的心理学教授，是负责临床培训的前任主任。他同时是贝丝以色列医疗中心（Beth Israel Medical Center）的资深研究科学家。此外，他也是纽约大学心理治疗与精神分析博士后项目（New York University postdoctoral program in psychotherapy and psychoanalysis）的成员，斯蒂芬·A. 米切尔关系研究中心（Stephen A. Mitchell Center for Relational Studies）的成员。他还是国际关系精神分析与心理治疗协会（International Association for Relational Psychoanalysis and Psychotherapy）的前任主席。

　　沙弗安博士是《精神分析对话》（*Psychoanalytic Dialogues*）杂志的副主编，是《心理治疗研究》（*Psychotherapy Research*）和《精神分析心理学》（*Psychoanalytic Psychology*）的编委会成员。他发表了 100 多篇文章，参编了一些著作的章节，并出版了几本书，包括《协商治疗联盟：关系治疗指南》（*Negotiating the Therapeutic Alliance: A Relational Treatment Guide*）；《心理治疗中的情绪》（*Emotion in Psychotherapy*）；《短程心理治疗中的治疗联盟》（*The Therapeutic Alliance in Brief Psychotherapy*）；《认知治疗中的人际

关系过程》（*Interpersonal Process in Cognitive Therapy*）；《精神分析与佛教：不断展开的对话》（*Psychoanalysis and Buddhism: An Unfolding Dialogue*）。

过去 20 年间，沙弗安博士和他的同事对治疗僵局这个主题进行了研究（获得了美国国家心理健康研究所的部分支持）。他还因为对心理治疗中的情绪进行了研究，以及将佛教心理学的原理整合进精神分析与心理治疗而广为人知。

丛书主编简介

    乔恩·卡尔森（Jon Carlson），心理学博士，教育博士，美国专业心理学委员会成员，他是一位杰出的心理学教授，在位于伊利诺伊州大学城的州长州立大学（Governors State University）从事心理咨询工作，同时，他也是一位就职于威斯康星州日内瓦湖的健康诊所（Wellness Clinic）的心理学家。卡尔森博士担任好几家期刊的编辑，其中包括《个体心理学杂志》（*Journal of Individual Psychology*）和《家庭杂志》（*The Family Journal*）。他获得了家庭心理学和阿德勒心理学的学位证书。他发表的论文有150多篇，出版图书40多部，其中包括《幸福婚姻的10堂必修课》（*Time for a Better Marriage*）、《阿德勒的治疗》[1]（*Adlerian Therapy*）、《餐桌上的木乃伊》（*The Mummy at the Dining Room Tab*）、《失误的治疗》（*Bad Therapy*）、《改变我的来访者》（*The Client Who Changed Me*）、《圣灵让我们感动》（*Moved by the Spirit*）。他与一些重要的专业治疗师和教育者一起，创作了200多部专业录像和DVD。2004年，美国心理咨询学会称他是一个"活着的传说"。最近，他还与漫画家乔·马丁（Joe Martin）一起在多家报纸上同时

---

[1]《阿德勒的治疗》，2012年1月，重庆大学出版社。

刊登了忠告漫画（advice cartoon）《生命边缘》（*On The Edge*）。

　　马特·恩格拉 - 卡尔森（Matt Englar-Carlson），哲学博士，他是富乐顿市加利福尼亚州立大学（California State University）的心理咨询学副教授，同时也是位于澳大利亚阿米德尔市的新英格兰大学（University of New England）保健学院的兼职高级讲师。他是美国心理学会第 51 分会的会员。作为一名学者、教师和临床医生，恩格拉 - 卡尔森博士一直都是一位勇于创新的人，他在职业上一直充满激情地训练、教授临床医生更为有效地治疗其男性来访者。他的出版物达 30 多部，在国内和国际上发表了 50 多篇演讲，其中大多数的关注焦点都是集中于男性和男性气质。恩格拉 - 卡尔森博士与人合著了《与男性共处一室：治疗改变案例集》（*In the Room With Men: A Casebook of Therapeutic Change*）和《问题男孩的心理咨询：专业指导手册》（*Counseling Troubled Boys: A Guidebook for Professionals*）。2007 年，男性心理研究学会（Society for the Psychological Study of Men and Masculinity）提名他为年度最佳研究者。同时，他也是美国心理学会致力发展男性心理学实践指导方针工作小组的成员。作为一位临床医生，他在学校、社区、大学心理健康机构对儿童、成人以及家庭进行了广泛的治疗。

鹿鸣心理（心理治疗丛书）书单

书　名	书　号	出版日期	定　价
《生涯咨询》	ISBN：9787562483014	2015 年 1 月	36.00 元
《人际关系疗法》	ISBN：9787562482291	2015 年 1 月	29.00 元
《情绪聚焦疗法》	ISBN：9787562482369	2015 年 1 月	29.00 元
《理性情绪行为疗法》	ISBN：9787562483021	2015 年 1 月	29.00 元
《精神分析与精神分析疗法》	ISBN：9787562486862	2015 年 1 月	32.00 元
《现实疗法》	ISBN：9787568901598	2016 年 10 月	29.00 元
《叙事疗法》	ISBN：9787568904438	2017 年 3 月	46.00 元
《行为疗法》	ISBN：9787568900928	2018 年 9 月	32.00 元
《接纳承诺疗法》	ISBN：9787568922135	2020 年 7 月	42.00 元
《认知疗法》	ISBN：待定	待定	待定

鹿鸣心理（心理咨询师系列）书单

书　名	书　号	出版日期	定　价
《焦虑症和恐惧症——一种认知的观点》	ISBN：9787562453499	2010 年 5 月	45.00 元
《超越奇迹：焦点解决短期治疗》	ISBN：9787562457510	2010 年 12 月	29.00 元
《接受与实现疗法：理论与实务》	ISBN：9787562460138	2011 年 6 月	48.00 元
《精神分析治愈之道》	ISBN：9787562462316	2011 年 8 月	35.00 元
《中小学短期心理咨询》	ISBN：9787562462965	2011 年 9 月	37.00 元
《叙事治疗实践地图》	ISBN：9787562462187	2011 年 9 月	32.00 元
《阿德勒的治疗：理论与实践》	ISBN：9787562463955	2012 年 1 月	45.00 元
《游戏治疗》	ISBN：9787562476436	2013 年 8 月	58.00 元
《辩证行为疗法》	ISBN：9787562476429	2013 年 12 月	38.00 元
《躁郁症治疗手册》	ISBN：9787562478041	2013 年 12 月	46.00 元
《以人为中心心理咨询实践》（第 4 版）	ISBN：9787562453512	2014 年 12 月	56.00 元

请关注鹿鸣心理新浪微博：http://weibo.com/555wang，及时了解我们的出版动态，@鹿鸣心理。

图书在版编目（CIP）数据

精神分析与精神分析疗法 /（美）沙弗安（Safran, J.D.）著；
郭本禹，方红译.—重庆：重庆大学出版社，2015.1（2023.2重印）
（心理咨询师系列.西方主流心理治疗理论）
书名原文：Psychoanalysis and psychoanalytic therapies
ISBN 978-7-5624-8600-8

Ⅰ.①精… Ⅱ.①沙… ②郭… ③方… Ⅲ.①精神分析 ②精神疗法
Ⅳ.①R749.055

中国版本图书馆CIP数据核字（2014）第222437号

精神分析与精神分析疗法

（美）杰里米·D.沙弗安（Safran, J.D.）　著
郭本禹　方　红　译

策划编辑：王　斌　敬　京
责任编辑：杨　敬
责任校对：关德强

重庆大学出版社出版发行
出版人：饶帮华
社址：（401331）重庆市沙坪坝区大学城西路21号
网址：http://www.cqup.com.cn
重庆市联谊印务有限公司印刷

开本：890×1240　1/32　印张：10.125　字数：207千
2015年1月第1版　2023年2月第2次印刷
ISBN 978-7-5624-8600-8　定价：32.00元

版贸核渝字（2013）第47号